国家出版基金项目
NATIONAL PUBLICATION FOUNDATION

传染病症候群监测与检测技术丛书 第三分册

—— 杨维中　总主编 / 侯云德　主　审 ——

发热伴出疹症候群病原学监测与检测技术

Pathogen Surveillance and Detection
Techniques: Febrile Rash Syndrome

许文波　赵世文　李中杰◎主编

中山大學出版社
SUN YAT-SEN UNIVERSITY PRESS

·广州·

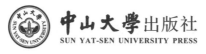

图书在版编目（CIP）数据

发热伴出疹症候群病原学监测与检测技术 /许文波，赵世文，李中杰主编 . —广州：中山大学出版社，2016. 11

（传染病症候群监测与检测技术丛书/杨维中总主编，侯云德主审）

ISBN 978 - 7 - 306 - 05866 - 9

Ⅰ. ①发… 　Ⅱ. ①许… ②赵… ③李… 　Ⅲ. ①发热—传染病—病原细菌—监测 ②发热—传染病—病原细菌—医学检验 ③出疹—传染病—病原细菌—监测 ④出疹—传染病—病原细菌—医学检验 　Ⅳ. ①R51

中国版本图书馆 CIP 数据核字（2016）第 247797 号

FARE BAN CHUZHEN ZHENGHOUQUN BINGYUANXUE JIANCE YU JIANCE JISHU

出 版 人：徐　劲
策划编辑：鲁佳慧
责任编辑：鲁佳慧
封面设计：曾　斌
责任校对：王　琦
责任技编：黄少伟
出版发行：中山大学出版社
电　　话：编辑部 020 - 84111996，84113349，84111997，84110779
　　　　　发行部 020 - 84111998，84111981，84111160
地　　址：广州市新港西路 135 号
邮　　编：510275　　　　传　真：020 - 84036565
网　　址：http://www. zsup. com. cn　　E-mail：zdcbs@ mail. sysu. edu. cn
印 刷 者：佛山市浩文彩色印刷有限公司
规　　格：787 mm×1092 mm　　1/16　　11. 75 印张　　300 千字
版次印次：2016 年 11 月第 1 版　　2016 年 11 月第 1 次印刷
定　　价：35. 00 元

丛书编委会

主　　审　　侯云德
总 主 编　　杨维中
副总主编　　黎孟枫　景怀琦　许文波　刘　玮　吴建国　袁正宏　任丽丽
　　　　　　黄留玉　赵世文　赵　卓　王新华　陈　瑜

本书编委会

主　　编　　许文波　赵世文
副 主 编　　崔爱利　尹　洁
审　　校　　楚金贵

编委会成员（按姓氏笔画排列）

王鸣柳　广西壮族自治区疾病预防控制中心
尤元海　中国疾病预防控制中心传染病预防控制所
毛乃颖　中国疾病预防控制中心病毒病预防控制所
尹　洁　云南省疾病预防控制中心
古文鹏　云南省疾病预防控制中心
朱　贞　中国疾病预防控制中心病毒病预防控制所
闫梅英　中国疾病预防控制中心传染病预防控制所
许文波　中国疾病预防控制中心病毒病预防控制所
许松涛　中国疾病预防控制中心病毒病预防控制所
杨维中　中国疾病预防控制中心
李中杰　中国疾病预防控制中心
李立群　云南省疾病预防控制中心
李建东　中国疾病预防控制中心病毒病预防控制所
张　勇　中国疾病预防控制中心病毒病预防控制所
张　燕　中国疾病预防控制中心病毒病预防控制所
张丽娟　中国疾病预防控制中心传染病预防控制所
赵世文　云南省疾病预防控制中心
郝　琴　中国疾病预防控制中心传染病预防控制所

崔爱利　中国疾病预防控制中心病毒病预防控制所
谢正德　首都医科大学附属北京儿童医院
赖圣杰　中国疾病预防控制中心

出版说明

在国家"十一五"和"十二五"期间，我国实施了"艾滋病和病毒性肝炎等重大传染病防治"科技重大专项，技术总师侯云德院士建议在整体研究中设立若干能力建设平台，"传染病监测技术平台"就是其中之一。侯云德院士指导专家组设计了"传染病监测技术平台"研究框架，在中国疾病预防控制中心（中国 CDC）杨维中副主任牵头组织下，编制了发热呼吸道、腹泻、发热伴出疹、发热伴出血和脑炎脑膜炎五大症候群病原谱及其变异变迁规律的研究设计书。该研究以国家卫生和计划生育委员会传染病防治重大专项实施管理办公室杨维中副主任为总牵头人，联合卫生、科研、教育、农业、军队等多个行业和机构的 12 家核心实验室、79 家区域监测实验室和 290 家监测哨点医疗机构，建立覆盖我国不同区域、不同层级的国家传染病症候群监测研究与检测实验室网络，实施发热呼吸道、腹泻、发热伴出疹、发热伴出血和脑炎脑膜炎五大症候群病原谱及其病原体变异变迁规律的研究。

为保障研究质量，研究组在设计书的框架下，制订了统一的五大症候群监测研究方案与病原体检测技术操作规范。在实施的 7 年中，监测研究方案和检测操作技术规范被不断地修改、完善，先后形成了 2009 年版和 2012 年版技术方案。在此基础上，全体专家结合实践经验和学科进展，对 2012 年版的方案做了全面的补充和更新，编写了《传染病症候群监测与检测技术丛书》。为使读者更好地了解本丛书，现将传染病监测技术研究的基本情况介绍如下。

一、研究概况

该研究联合地方和军队的疾控、医疗、科研院校等单位，建立覆盖全国的传染病症候群监测实验室网络；揭示我国不同地区发热呼吸道、腹泻、发热伴出疹、发热伴出血以及脑炎脑膜炎五大症候群的病原谱并开展其病原体变异变迁规律研究，为提高新发、突发传染病的检测能力积累经验、提供基础。

按照研究设计书，建立覆盖全国的传染病症候群监测网络，制订并实施统一的技术方案和运行机制；规范地开展发热呼吸道、腹泻、发热伴出疹、发热伴出血以及脑炎脑膜炎等五大症候群病例的发现、信息收集、标本采集和病原学检测研究；建立病例和标本信息库、标本生物资源库、菌（毒、虫）株库；建立可以实时收集、传送、共享和分析的信息管理系统；建立相应的盲样考核和监督检查等质量管理体系；通过对长期、系统、大样本监测数据的综合分析，掌握主要症候群病原谱的构成及其变化规律，探索重要病原体的变异变迁规律，不断提高及时发现和识别新发、突发传染病病原体和预测预警的能力。（图 1）

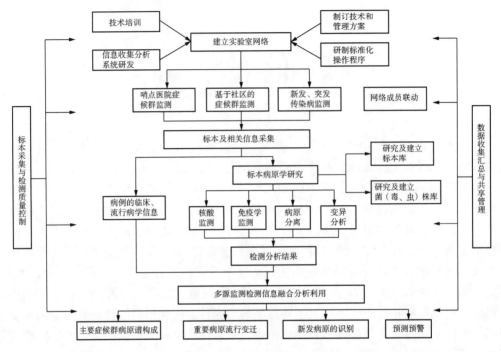

图1 总体研究路线

该研究由中国疾病预防控制中心牵头，联合卫生、科研、教育、农业、军队等多个行业和机构的实验室，建立不同层级的、覆盖我国不同区域的国家传染病监测实验室网络。"十二五"期间，该项目分为12个课题，由国内传染病领域的12家核心实验室、79家区域监测实验室和290家哨点医院共同组织实施。研究实验室网络组织架构和哨点医院分布见图2。

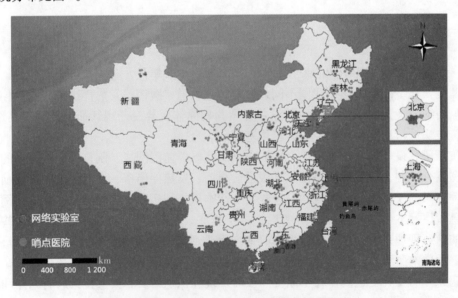

图2 研究实验室网络组织架构和哨点医院分布

二、组织实施

研究采取分级管理的方式，总负责人负责总体协调和全面管理；各监测研究和检测实验室按任务合同书的要求完成各自承担的研究任务。设立管理执行办公室，负责日常协调与管理。（图3）

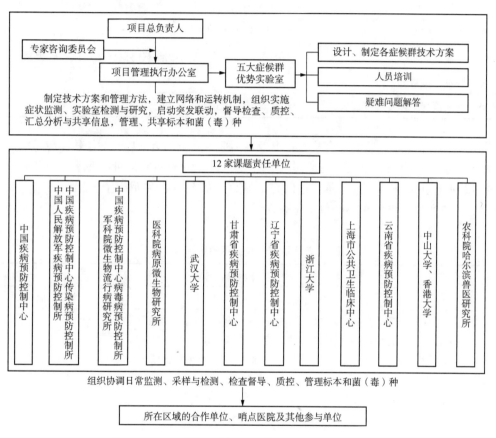

图3 项目组织管理框架

军科院：中国人民解放军军事医学科学院；医科院：中国医学科学院；农科院：中国农业科学院。

为有效指导研究的有序开展，2008年12月24日，原卫生部传染病防治重大专项实施管理办公室在北京组织召开了传染病监测技术研究工作会，安排部署了各项管理和技术方案的编写工作。2009年1—2月，该研究组的各承担单位多次召开了管理和技术方案编写会议。各方案编写小组组织相关领域专家，经过反复研讨与完善，完成了各项管理和技术方案的编写。2009年12月14日，原卫生部传染病防治重大专项实施管理办公室正式印发了2009年版的14个管理和技术方案，包括发热呼吸道、腹泻、发热伴出疹、发热伴出血和脑炎脑膜炎等五类症候群监测研究，新发、突发病原研究，病原体变异研究，人兽共患病病原谱研究，传染病症候群监测及多源监测信息融合分析技术研究，标本库和菌（毒、虫）株库建设，实验室质量控制，信息管理系统设计等技术方案以及项目管理办法。各症候群监测和变异变迁技术方案及牵头单位见表1。

表1　五大症候群和变异变迁技术方案及牵头单位

技 术 方 案	牵 头 单 位
发热呼吸道症候群	中山大学
腹泻症候群	中国疾病预防控制中心传染病预防控制所
发热伴出疹症候群	中国疾病预防控制中心病毒病预防控制所
发热伴出血症候群	中国人民解放军军事医学科学院微生物流行病研究所
脑炎脑膜炎症候群	武汉大学
传染病症候群病原体变异变迁研究	上海市公共卫生临床中心

"十二五"期间，监测研究病原体共90余种（涵盖了近30种法定报告传染病、60多种非法定报告传染病以及不明原因/新发疾病），监测的病原体种类见表2。此外，对其中12种重点病原开展了变异变迁研究，制订了研究方案和明确了分工。各重点病原变异变迁研究牵头单位和协作单位见表3。

表2　各症候群开展监测的病原体种类

症候群	检测病原体		
	病　毒	细　菌	其　他
发热呼吸道	必检病原：流感病毒、呼吸道合胞病毒、腺病毒、副流感病毒、偏肺病毒、冠状病毒、博卡病毒、鼻病毒 扩展检测病原：中东呼吸综合征新型冠状病毒	必检病原：金黄色葡萄球菌、肺炎克雷伯菌、A组乙型链球菌、铜绿假单胞菌、流感嗜血杆菌、肺炎链球菌、军团菌 扩展检测病原：结核分枝杆菌、卡他莫拉汉菌、鲍曼不动杆菌	必检病原：肺炎支原体、肺炎衣原体
腹泻	必检病原：轮状病毒、肠道腺病毒、诺如病毒、札如病毒、星状病毒	必检病原：致泻大肠杆菌、非伤寒沙门菌、志贺菌、弯曲菌、小肠结肠炎耶尔森菌、假结核耶尔森菌、霍乱弧菌、副溶血弧菌、嗜水气邻单胞菌、类志贺邻单胞菌、副溶血弧菌、拟态弧菌、河弧菌	必检病原：阿米巴、蓝氏贾第鞭毛虫、隐孢子虫
发热伴出疹	必检病原：肠道病毒、麻疹病毒、风疹病毒、水痘-带状疱疹病毒、登革病毒、人类小DNA病毒B19、EB病毒、单纯疱疹病毒6型	必检病原：伤寒沙门菌、副伤寒沙门菌、链球菌	必检病原：伯氏疏螺旋体、立克次体

续表2

症候群	检测病原体		
	病　毒	细　菌	其　他
发热伴出血	必检病原：汉坦病毒、登革病毒、新疆出血热病毒、新布尼亚病毒 扩展检测病原：埃博拉出血热病毒	必检病原：鼠疫菌、猪链球菌	必检病原：钩端螺旋体、立克次体、无形体、埃立克体
脑炎脑膜炎	必检病原：流行性乙型脑炎病毒、腮腺炎病毒、肠道病毒、单纯疱疹病毒、脊髓灰质炎病毒 扩展检测病原：麻疹病毒、呼吸道合胞病毒、西尼罗病毒、蜱传脑炎病毒	必检病原：脑膜炎奈瑟菌、b型流感嗜血杆菌、金黄色葡萄球菌、肺炎链球菌、猪链球菌、大肠杆菌、B族链球菌 扩展检测病原：单增李斯特菌	必检病原：恶性疟原虫、弓形虫、带绦虫、新型隐球菌 扩展检测病原：肺吸虫、并殖吸虫、旋毛虫、广州管圆线虫、裂头蚴

表3　12种重点病原变异变迁研究牵头单位和协作单位

病原体名称	牵头单位	参研单位
腺病毒	中国疾病预防控制中心病毒病预防控制所	中国人民解放军军事医学科学院微生物流行病研究所、中国医学科学院病原微生物研究所、甘肃省疾病预防控制中心、辽宁省疾病预防控制中心、上海市公共卫生临床中心、云南省疾病预防控制中心、中山大学
非伤寒沙门菌	中国疾病预防控制中心传染病预防控制所	中国人民解放军疾病预防控制中心、甘肃省疾病预防控制中心、辽宁省疾病预防控制中心、浙江大学、上海市公共卫生临床中心、云南省疾病预防控制中心
新布尼亚病毒	中国人民解放军军事医学科学院微生物流行病研究所	辽宁省疾病预防控制中心
志贺菌	中国人民解放军疾病预防控制中心	中国疾病预防控制中心传染病所、甘肃省疾病预防控制中心、辽宁省疾病预防控制中心、上海市公共卫生临床中心、浙江大学
冠状病毒	中国医学科学院病原微生物研究所	中国疾病预防控制中心病毒病所、甘肃省疾病预防控制中心、辽宁省疾病预防控制中心、上海市公共卫生临床中心、云南省疾病预防控制中心、中山大学
呼吸道合胞病毒	武汉大学	中国疾病预防控制中心病毒病所、中国人民解放军军事医学科学院微生物流行病研究所、甘肃省疾病预防控制中心、辽宁省疾病预防控制中心、上海市公共卫生临床中心、中山大学

续表3

病原体名称	牵头单位	参研单位
布鲁氏杆菌	辽宁省疾病预防控制中心	中国疾病预防控制中心传染病所、甘肃省疾病预防控制中心
致病性弧菌	浙江大学	中国疾病预防控制中心传染病所、中国人民解放军疾病预防控制中心、辽宁省疾病预防控制中心、上海市公共卫生临床中心、云南省疾病预防控制中心
鼻病毒	上海市公共卫生临床中心	中国疾病预防控制中心病毒病所、中国医学科学院病原微生物研究所、辽宁省疾病预防控制中心、中山大学
金黄色葡萄球菌	云南省疾病预防控制中心	中国疾病预防控制中心传染病所、武汉大学、中山大学
博卡病毒	中山大学	中国疾病预防控制中心病毒病所、中国人民解放军军事医学科学院微生物流行病研究所、医科院病原所、辽宁省疾病预防控制中心、上海市公共卫生临床中心、云南省疾病预防控制中心
隐孢子虫	中国疾病预防控制中心寄生虫病预防控制所	中国疾病预防控制中心传染病所、中国人民解放军疾病预防控制中心、辽宁省疾病预防控制中心、浙江大学、上海市公共卫生临床中心、云南省疾病预防控制中心、甘肃省疾病预防控制中心

　　该研究实施4年后，根据在研究中发现的问题，又进一步完善了各症候群监测研究方案，优化了采样策略，提高了监测的代表性和科学性。2013年，对发热呼吸道、腹泻和发热伴出疹症候群方案中的采样对象、采样频次、采样时间、样本类型等进行了进一步规范调整，于2014年1月1日开始实施调整后的新方案。

　　自2009年以来持续、稳定地开展五大症候群病原学的监测研究，项目完整收集了标本来源病例的人口学信息、临床症状、样本和检测结果等。对各个症候群的所有个案调查、标本背景资料及实验室检测结果全部通过纸质材料与电子文档进行完整记录，并将相关信息录入项目信息系统。

　　项目组先后制订和发布了2010年版、2012年版"传染病症候群病原体变异研究方案"，并在广泛征求传染病病原学、流行病学等相关领域专家和各参研单位的意见后，最终形成了"重点传染病病原深入研究实施方案"。

　　根据"标本库和菌（毒、虫）株库建设和管理方案"，各单位已建立起较具规模的标本库与菌（毒、虫）株库实体，并将相关信息录入信息管理系统。

　　为实现研究相关资料和数据与信息的整合、共享与利用，满足项目信息电子化、网络化管理的需要，根据研究任务的要求，研究组研发了"传染病监测技术平台信息管理系统"，包括五大症候群监测研究、病原体变异研究、样本与菌（毒、虫）株库管理、

环境标本禽流感病毒监测、症状监测与预警等子系统，并不断改进升级，目前已升级至 2.0 版。（图 4）

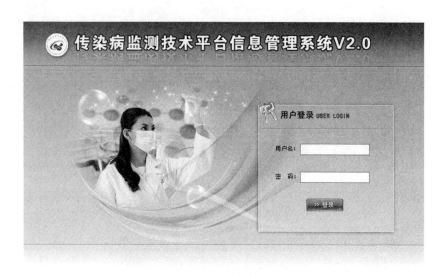

图 4　传染病监测技术平台信息管理系统

　　针对监测研究质量控制的需要，建立了完整的质控方案，对网络实验室监测研究的整个过程进行有效的质量管理，建立了监测数据质量评价指标，制订了五大症候群双份血清采样和检测计划，以及实验室检测试剂现况调查，并对大部分参研单位开展了现场督导调研工作，保障了研究的管理与实施能有效开展。

　　通过在国家"十一五"至"十二五"期间的持续监测和深入研究，研究组构建了跨区域、跨系统的以传染病五类症候群为切入点的多病原传染病监测网络，形成了可以共享的症候群监测研究技术、资源、人才、信息平台，建立了研究与应用紧密结合的传染病五大症候群监测国家协同创新体系。初步揭示了我国传染病五大症候群的病原谱和流行变化规律；参与发现或确定了新发、突发传染病病原，如甲型 H1N1 流感病毒、H7N9 禽流感病毒、新疆输入性脊髓灰质炎病毒、甘肃鼠疫病原等；在重点病原体的变异变迁规律研究上取得一系列成果，如腺病毒 55 型、麻疹 D8 基因型、成人腹泻病原体的变异变迁等。网络所覆盖的实验室和哨点医院的监测、检测分析等研究能力都有了显著的提升。

序

　　传染病仍然是危害人类健康的重要疾病。不仅一些古老传染病病原体不断发生变异变迁，新的病原体也层出不穷，这给传染病的发现、诊断和防治工作带来了新的挑战。国家"艾滋病和病毒性肝炎等重大传染病防治"科技重大专项在国家"十一五"之初，在传染病监测技术平台中设立了"传染病五大症候群病原谱流行规律研究项目"，旨在通过对发热呼吸道症候群、腹泻症候群、发热伴出疹症候群、发热伴出血症候群、脑炎脑膜炎症候群等传染病五大症候群病原谱监测及其病原体变异变迁的研究，了解我国传染病五大症候群病原谱流行特征及变异变迁规律，同时，使我国传染病监测网络保持并不断提高对新发突发传染病的发现、诊断能力。

　　传染病五大症候群病原谱流行规律研究在全国构建了跨区域、跨系统的传染病监测、检测网络。网络覆盖了全国12家传染病核心实验室、79家区域网络实验室和290家哨点医院。研究涵盖了传染病五大症候群共90余种重要病原体，覆盖面广，研究内容丰富，参与的实验室和医院多，研究时间跨度长，需要有统一的监测和检测技术方案和操作规程，以控制监测、检测工作质量，确保研究结果的可比性和可靠性。在国家"艾滋病和病毒性肝炎等重大传染病防治"项目技术总师侯云德院士指导下，传染病五大症候群病原谱流行规律研究项目总负责人杨维中教授组织近百名传染病监测、防治和实验室检测专家和研究人员，编写了发热呼吸道症候群、腹泻症候群、发热伴出疹症候群、发热伴出血症候群、脑炎脑膜炎症候群等传染病五大症候群监测及其病原体检测研究技术方案，以及病原体变异变迁研究技术方案，供各项目单位在项目实施中遵照执行。

　　研究历经国家"十一五"和"十二五"，截至2015年11月，共完成各类症候群385 490例病例信息及其464 010份标本的采集和检测的研究，初步建成了可以共享的症候群监测研究的技术、资源、人才和信息平台，建成了研究与应用紧密结合的传染病五大症候群监测国家协同创新体系。研究期间，项目组根据研究实践和学科的最新进展，对监测、检测研究技术方案进行了两次修订与更新，使之日臻完善。

　　为了尽早发挥国家重大传染病科技专项的科技示范效应，项目组在"十二五"即将结束之际，对发热呼吸道症候群、腹泻症候群、发热伴出疹症候群、发热伴出血症候群、脑炎脑膜炎症候群等传染病五大症候群监测及其病原体检测研究技术方案，以及病原体变异变迁研究技术方案做了进一步的修改、完善与更新，编纂成《传染病症候群监测与检测技术丛书》出版发行，以期供更多的临床医生、疾病预防控制工作者、研究人员以及相关院校师生等参考和借鉴。

本丛书按照发热呼吸道症候群、腹泻症候群、发热伴出疹症候群、发热伴出血症候群、脑炎脑膜炎症候群五大症候群监测及其病原体检测和病原体变异变迁研究6方面内容分为6个分册。丛书基本内容包括：传染病症候群罹患特征，监测基本概念和设计，标本采集、运输、储存及其病原体（细菌、病毒、寄生虫）病原学特征、检测策略和技术方法。本丛书有较好的系统性、实用性和操作指导性。

本书在编写、审稿过程中，得到了国家"艾滋病和病毒性肝炎等重大传染病防治"科技专项办公室及其总体专家组的支持和指导，得到了中山大学在出版方面的支持和帮助，在此致以衷心的感谢。

限于我们的水平，本书难免存在疏漏和不妥之处，敬请读者批评指正。

国家"艾滋病和病毒性肝炎等重大传染病防治"科技重大专项技术总师

侯云德

传染病五大症候群病原谱流行规律研究项目总负责人

杨维中

2015 年 12 月　北京

前　言

　　本书发热伴出疹症候群是指发热大于或等于 37.5 ℃，持续大于 1 天并伴有全身或局部皮肤或黏膜出疹为主要临床表现，或伴有其他临床症状的传染性疾病或疾病总称；主要包括麻疹、风疹、手足口病、水痘、登革热、登革出血热、猩红热、伤寒、副伤寒和莱姆病等。这些传染病是或曾经是严重危害我国人民生命健康的传染病，大部分是法定报告的传染病。

　　2008 年，国家启动了传染病监测技术平台研究，在全国范围内开展包括发热伴出疹症候群在内的五大症候群传染病病原谱流行规律及变异研究。此研究的实施，初步阐明了我国发热伴出疹症候群的病原谱构成及动态变化特征，掌握了主要病原体的流行特征和变异变迁规律，提升了我国发热伴出疹症候群相关传染病的监测、预警和突发公共卫生事件的应对能力，为今后发热伴出疹症候群相关传染病的诊断、临床救治和防控打下了科学基础。

　　为了保证发热伴出疹症候群实验室检测和监测结果的科学性、可靠性，科学、客观、准确和真实地反映我国发热伴出疹症候群主要病原体的病原谱构成、三间分布特征以及流行规律，本书编写小组撰写了《发热伴出疹症候群病原学监测与检测技术》。书中就监测哨点医院和监测人群的选择，标本的采集、运输和保存，主要病原体的病原学特征、流行病学、临床表现及具体的检测和监测方法等进行了系统的介绍；适用于作为发热伴出疹症候群实验室工作人员的培训与教学材料，也可作为传染病预防控制领域的专家、学者和业务人员提供技术参考，也为发热伴出疹症候群相关传染病的预防控制和突发公共卫生事件应对提供了重要的科学和技术参考资料。

　　参与编写本书的作者主要来自中国疾病预防控制中心病毒病预防控制所、云南省疾病预防控制中心、中国疾病预防控制中心传染病预防控制所等从事发热伴出疹症候群检测和监测领域多年的科学研究人员。他们用各自的研究积累和丰富的实践经验编写了书中各章节，并进行了审核校对，在此表示衷心感谢。

　　本书在编写过程中特别搜集了国内外发热伴出疹症候群研究和监测成果，但由于当今监测和检测技术正处于快速发展阶段，信息更新较快，书中难免存在疏漏和错误，我们真切期望读者提出宝贵意见，以便在后续版本中修正、完善。

2016 年 6 月

目　录

第一部分

发热伴出疹症候群病原学监测

第一章　传染病监测与检测研究概述

在国家"十一五"和"十二五"期间，我国实施了传染病监测与检测技术的研究，主要包括发热呼吸道、腹泻、发热伴出疹、发热伴出血和脑炎脑膜炎五大症候群病原谱及其病原体变异变迁规律的研究。

通过全国 12 家核心实验室、79 家区域监测实验室和 290 家监测哨点医疗机构，建立了覆盖我国不同区域、不同层级的国家传染病症候群监测研究与检测实验室网络。制订了五大症候群监测研究方案与病原体检测技术操作规范。建立了病例和标本信息库、标本生物资源库、菌（毒、虫）株库，以及可以实时收集、传送、共享和分析的信息管理系统"传染病监测技术平台信息管理系统 V 2.0"。通过对长期、系统、大样本监测数据的综合分析，掌握主要症候群病原谱的构成及其变化规律，探索重要病原体的变异变迁规律，不断提高及时发现和识别新发、突发传染病病原体和预测预警的能力。

监测研究病原共 90 余种（涵盖了近 30 种法定报告传染病、60 多种非法定报告传染病以及不明原因/新发疾病）。见表 1 - 1 - 1。

表 1 - 1 - 1　各症候群开展监测的病原体种类

症候群	检测病原体		
	病　毒	细　菌	其　他
发热呼吸道	必检病原：流感病毒、呼吸道合胞病毒、腺病毒、副流感病毒、偏肺病毒、冠状病毒、博卡病毒、鼻病毒 扩展检测病原：中东呼吸综合征新型冠状病毒	必检病原：金黄色葡萄球菌、肺炎克雷伯菌、A 组乙型链球菌、铜绿假单胞菌、流感嗜血杆菌、肺炎链球菌、军团菌 扩展检测病原：结核分枝杆菌、卡他莫拉汉菌、鲍曼不动杆菌	必检病原：肺炎支原体、肺炎衣原体
腹泻	必检病原：轮状病毒、肠道腺病毒、诺如病毒、札如病毒、星状病毒	必检病原：致泻大肠杆菌、非伤寒沙门菌、志贺菌、弯曲菌、小肠结肠炎耶尔森菌、假结核耶尔森菌、霍乱弧菌、副溶血弧菌、嗜水气邻单胞菌、类志贺邻单胞菌、副溶血弧菌、拟态弧菌、河弧菌	必检病原：阿米巴、蓝氏贾第鞭毛虫、隐孢子虫

续表 1-1-1

症候群	检测病原体		
	病　毒	细　菌	其　他
发热伴出疹	必检病原：肠道病毒、麻疹病毒、风疹病毒、水痘-带状疱疹病毒、登革病毒、人类小 DNA 病毒 B19、EB 病毒、单纯疱疹病毒 6 型	必检病原：伤寒沙门菌、副伤寒沙门菌、链球菌	必检病原：伯氏疏螺旋体、立克次体
发热伴出血	必检病原：汉坦病毒、登革病毒、新疆出血热病毒、新布尼亚病毒 扩展检测病原：埃博拉出血热病毒	必检病原：鼠疫菌、猪链球菌	必检病原：钩端螺旋体、立克次体、无形体、埃立克体
脑炎脑膜炎	必检病原：流行性乙型脑炎病毒、腮腺炎病毒、肠道病毒、单纯疱疹病毒、脊髓灰质炎病毒 扩展检测病原：麻疹病毒、呼吸道合胞病毒、西尼罗病毒、蜱传脑炎病毒	必检病原：脑膜炎奈瑟菌、b 型流感嗜血杆菌、金黄色葡萄球菌、肺炎链球菌、猪链球菌、大肠杆菌、B 族链球菌 扩展检测病原：单增李斯特菌	必检病原：恶性疟原虫、弓形虫、带绦虫、新型隐球菌 扩展检测病原：肺吸虫、并殖吸虫、旋毛虫、广州管圆线虫、裂头蚴

对传染病五大症候群病原谱监测检测的深入持续研究，可提升对重点病原体变异变迁的监测研究、快速发现以及溯源等总体能力，提升国家疾病预防控制与应急的能力。

（杨维中　李中杰　赖圣杰）

第二章　发热伴出疹症候群概述

发热伴出疹症候群（rash and fever syndrome，RFS）是以发热超过 37.5 ℃ 并持续 1 天以上、伴有全身或局部的皮肤或黏膜出疹为主要临床表现、可能伴有其他临床症状的一系列疾病总称，包括麻疹、风疹、手足口病（hand，foot and mouth disease，HFMD）、水痘、带状疱疹、登革热、登革出血热、猩红热（scarlet fever）、伤寒（typhoid fever）、副伤寒（paratyphoid fever）和莱姆病（Lyme disease）等一系列传染病，是我国法定重点监测的传染性疾病。

引起发热伴出疹症候群的病原体种类很多，主要包括麻疹病毒、风疹病毒、肠道病毒（enterovirus，EV）、水痘 - 带状疱疹病毒（VZV）、登革病毒、人类小 DNA 病毒 B19、Epstein-Barr（EB）病毒、人类疱疹病毒 6 型、链球菌、伤寒沙门菌（Salmonella typhi）、副伤寒沙门菌（Salmonella paratyphi）、伯氏疏螺旋体和立克次体（rickettsia）等，其中引起 HFMD 的 EV 主要以肠道病毒 71 型（enterovirus 71，EV-A71）和柯萨奇病毒 A 组 16 型（coxsackievirus A16，CVA16）等为主。

发热伴出疹症候群严重危害人群健康。其中，麻疹是一种具有高度传染性的疾病，且常伴有严重的并发症。自各国将麻疹疫苗纳入扩大免疫规划后，全球麻疹发病率大幅下降，我国随着计划免疫实施和消除麻疹免疫策略的调整，麻疹发病也持续下降，然而近年来，不在麻疹疫苗免疫规划范围的小于 8 月龄婴幼儿和 15 岁以上成人麻疹病例明显上升，给我国消除麻疹的目标带来严重的挑战。风疹是由风疹病毒引起的急性呼吸道传染病，常在托幼机构和学校引起暴发，其最大的危害人群是孕妇，如在妊娠期前 3 个月感染风疹病毒可导致胎儿早产、流产、死产或多种缺陷，以及先天性风疹综合征。手足口病是由多种 EV 引起的一种儿童常见传染病，少数患儿可发生严重并发症，导致患儿死亡，自 2008 年安徽省阜阳市手足口病暴发后，引起了社会和科学界的高度重视。水痘 - 带状疱疹病毒可引起水痘和带状疱疹（herpes zoster，shingles）这两种临床表现截然不同的疾病。病毒初次感染可引起水痘，以发热和水泡样皮肤损害为典型临床症状，水痘在世界范围内均有发生，且易在无免疫力的儿童中形成暴发或流行；带状疱疹是患者初次感染水痘 - 带状疱疹病毒后，潜伏在脊髓后根神经节中水痘 - 带状疱疹病毒再激活所致的局部临床表现，约有 15% 的带状疱疹患者病变所累及的皮区，存在疼痛或机能异常。登革热和登革出血热是由登革病毒引起并经伊蚊叮咬吸血传播的一种急性传染病，其传播迅猛，是热带、亚热带地区的一个非常严重的公共卫生问题。人类小 DNA 病毒 B19 和一系列人类疾病有关，其中包括儿童常见的传染性红斑。EB 病毒是一种普遍感染人类的病毒，具有潜伏及转化的特性；原发性 EB 病毒感染所致的典型临床表现为传染性单核细胞增多症。幼儿急疹是由人疱疹病毒 6 型引起的婴幼儿常见的一种以高热和皮疹为特点的疾病，多发生于春秋季，无性别差异。链球菌是人类化脓性感染的重要致病菌，能够引起各种化脓性炎症、急性咽炎、猩红热、丹毒、新生儿败血症、脑膜炎、产褥热、链球菌变态反应性疾病以及中毒性休克综合征等。伤寒是由伤寒沙门菌引起的急性消化道传染病，临床上以持续高热、相对缓脉、特征性中毒症状、脾肿大、玫瑰疹与白细胞减少等为特征。副伤寒是由副伤寒沙门菌甲型、乙型、丙型引起的急性传染病。其中，甲型、乙型副伤寒的症状与伤寒相似，但一般病情较轻、病程较短、病死率较低；丙型副伤寒的症状较为不同，可表现为轻型伤寒、急性肠胃炎或脓毒血症等。莱姆病是由若干不同基因型的伯氏疏螺旋体引起的一种人兽共患的传染性疾病。立克次体是一类专性寄生于真核细胞内的 G－原核生物，主要寄生于节肢动物，有的会通过蚤、虱、蜱、螨传入人体，引起斑疹伤寒、战壕热等疾病。

上述传染病或疾病在临床上均可以表现出发热、出疹症状，都属于发热伴出疹症候群的监测范畴。但不同的疾病其临床表现和皮疹形态、出疹的顺序和分布的部位多有一定规律。

典型的麻疹病例在发热的同时伴有咳嗽、卡他或结膜炎症状。出疹前后 2 天可出现口腔颊黏膜斑（Koplik 斑）。在感染麻疹病毒平均 14 天后或前驱症状 2～4 天后患者可出现特征性斑丘疹，皮疹自面部和发际开始扩散至躯干和四肢，伴随出疹患者通常会发热，体温于 1～3 天达到高峰。皮疹依出疹顺序逐渐隐退，通常持续 5～7 天，病情在症状出现 10～14 天后自愈，很少有临床表现不明显的原发感染。

风疹通常感染儿童和青少年，主要临床症状包括淋巴结炎和斑丘疹，还可能伴随轻微的卡他症状。淋巴结肿大出现在出疹前 5～7 天至出疹后 2 天。在感染后 14～18 天，开始出现斑丘疹（为散在的粉红色皮肤疹）。皮疹开始于面部和颈部，随后迅速向下扩散至躯干和四肢。

手足口病患儿感染病毒后，大多数呈隐形感染状态；显性感染者可表现为轻度的发热，多在 38 ℃左右，发病同时或 1～2 天内出现典型的、分布在口腔黏膜的溃疡性疱疹及手、足、臀部的水泡样皮疹，一般无疼痛及痒感，约 1 周自愈，皮疹愈合后不留痕迹。但重症患儿可出现脑干脑炎、暴发性心肌炎、脑膜脑炎、急性弛缓性麻痹、肺水肿和肺出血导致死亡。

发热为水痘的第一临床表现。水疱最初以斑点开始，随后快速进入丘疹和水疱期，小囊泡成批发生，以至于身体各部位水疱数量不等，脸和躯干比四肢密集。水疱引起皮肤的表面损伤致结痂，结痂将在 1～2 周内消失，色素减退位点可保持几个月甚至终身。

登革热是一种全身性疾病，临床表现复杂多样。患者首发症状为发热，发热时可伴头痛，全身肌肉、骨骼和关节疼痛。皮疹可于发病后 2～5 天出现，初见于掌心、脚底，或先发生于躯干及腹部，渐次延至颈和四肢，部分患者面部出疹。皮疹相当明显，多数呈麻疹样，少数呈猩红热样，或介于两者之间；稍有搔痒，压之褪色。

传染性红斑是人类小 DNA 病毒 B19 感染最常见的疾病，也被称为第五号病，典型临床表现是面部出现皮疹，有种"被拍击过的面颊"外观。皮疹可在手臂和下肢迅速出现，并且通常其外观呈花边样网状红斑。躯干、手掌和足跖较少受累。皮疹偶尔表现为斑丘疹、麻疹样、疱疹样、紫癜样或有瘙痒等特征。

EB 病毒引起的皮疹出现率约 10%，并无定型；伴有颈部淋巴结肿大，扁桃体有白色膜状物，外周血常规显示淋巴细胞比例升高。常见的皮疹呈泛发性，多在病程第 4 至第 10 天出现。可为猩红热样、麻疹样、水疱样或荨麻疹样斑丘疹。3 ～ 7 天即消退，消退后不脱屑，也不留色素。皮肤黏膜出血仅属偶见。

幼儿急疹的典型临床表现是发热 3 ～ 5 天，体温多超过 39 ℃；热退后出疹，皮疹一般在发热缓解后 12 ～ 24 h 出现，皮疹为红色斑丘疹，分布于面部及躯干，可持续 3 ～ 4 天。

猩红热是由 A 组 β 型溶血性链球菌引起的急性呼吸道传染病，其临床特征为发热、咽峡炎、全身弥漫性鲜红色皮疹和疹后脱屑。发热后第 2 天开始发疹，始于耳后、颈及上胸部，24 h 内迅速蔓及全身。典型皮疹是在弥漫性充血的皮肤上出现分布均匀的针尖大小的丘疹，压之褪色，伴有痒感。少数患者可见带黄白色脓头且不易破溃的皮疹，称为"粟粒疹"。皮疹多于 48 h 达高峰，然后依出疹顺序于 2 ～ 3 天内消退，重者可持续 1 周。疹退后开始皮肤脱屑，以粟粒疹为重，多呈片状脱皮。

伤寒临床表现为持续性高热，皮疹出现于病程 7 ～ 13 天，部分患者在胸、腹、背部以及四肢的皮肤出现淡红色斑丘疹（玫瑰疹），直径 2 ～ 4 mm，压之褪色，一般小于 10 个，2 ～ 4 天内消失。甲型、乙型副伤寒的症状与伤寒相似，但病情一般较轻、病程较短、病死率较低。丙型副伤寒的症状较为不同，可表现为轻型伤寒、急性肠胃炎或脓毒血症等。

莱姆病临床表现复杂，大多数病例皮疹主要表现为皮肤的慢性游走性红斑。初起于被蜱叮咬的部位出现红斑或丘疹，后逐渐扩大，形成环状，平均直径 15 cm，中心稍变硬，外周红色边界不清。病变为一处或多处不等，多见于大腿、腹股沟和腋窝等部位，局部可有灼热及痒感。

立克次体感染后皮疹多见于躯干、四肢，形态多样，表现为瘀斑、瘀点、斑丘疹、斑结节及弥漫性红斑等。

在我国，由于抗菌素的广泛使用，导致细菌引起的发热伴出疹症候群症状不典型，难以依赖临床表现判断细菌病因；少部分继发疫苗免疫失败也导致一些发热出疹类传染病的临床表型出现改变。根据患者的临床表现及皮疹状态、部位的不同，只能初步判定一些发热伴出疹疾病的病因，最终病例确诊还需要进行实验室检测和鉴定。近年来，随着医疗水平的不断提高，各类传染病得到了有效的控制，但全球范围内仍有各种传染病流行甚至暴发，且新发和再发传染病的病种呈现不断增加的态势。2008 年，我国启动了传染病监测技术平台研究，在全国范围内开展发热伴出疹症候群传染性疾病病原谱的监测和检测，重点是了解我国发热伴出疹症候群的病原谱构成，掌握病原体流行特征和规律，提升我国传染病监测预警和应对突发公共卫生事件的能力，加强对重大疾病的监测和防治，为今后深入调查研究提供科学基础，为临床诊断和治疗提供依据。其中，广东省通过应用实时荧光定量 PCR（real-time PCR）方法和 ELISA 方法对 519 例临床标本进行风疹、麻疹、肠道病毒、水痘－带状疱疹、人类小 DNA 病毒 B19、伤寒和副伤寒等病原学检测，分析了 2010 年 8 月至 2012 年 8 月广东省发热伴出疹性疾病的病原谱构成及流行特征。结果显示，广东省发热伴出疹症候群病原谱构成的前 3 位分别为肠道病毒、水痘－带状疱疹病毒和风疹病毒。不同年龄组感染的病原谱构成也不同：5 岁以下和 5 ～ 14 岁年龄组以 EV-A71 为主，风疹在 15 ～ 24 岁年龄组的检出率高于其他年龄组，而水痘在 60 岁以上年龄组的检出率高于其他年龄组；不同性别患者之间病原体检出率差异无统计学意义。不同病原体在不同年龄组阳性率差异均有统计学意义。5 岁以下和 5 ～ 14 岁儿童中病原体检出率最高，表明儿童对各种病原体都易感，提示婴幼儿及儿童是防治发热伴出疹疾病感染的重点人群。另外，西北地区（甘肃、青海、新疆、内蒙古）开展了发热伴出疹症候群的监测，研究结果提示 2009 年 1 月至 2011 年 3 月，发热伴出疹症候群的病原构成以病毒，主要是肠道病毒、水痘、麻疹和风疹病毒。年龄特征显示，0 ～ 15 岁人群为发热伴出疹症候群高发人群，职业特征以散居儿童和幼托儿童为主，再次提示了发热伴出疹症候群监测和预防的重点应该是儿童。

目前，全国范围内已初步建立了发热伴出疹症候群网络实验室监测技术平台，监测结果为阐明我国发热伴出疹疾病病原谱的构成和动态变化提供了重要的本底资料，为发热伴出疹症候群相关传染病和疾病的临床诊断、确诊和防控等提供了关键的病原学依据。建议持续开展发热伴出疹症候群临床表现、病原学构成、病原的变异变迁和流行病学特征相关性的系统性监测和分析研究，为我国发热伴出疹症候群相关传染病的诊断、疾病负担和防控提供科技支撑。目前，大多数发热伴出疹症候群的监测病例是病毒感染，可疑细菌感染的检测病例相对比较少，在下一步的监测研究中应该特别注意细菌性感染病例的监测和深入研究。

参考文献

[1] 任晓卫，王新华，王玉. 西北地区 2009—2011 年发热伴出疹症候群流行病学特征分析 [J]. 中华疾病控制杂志，2012，16（10）：913 – 914.

[2] 张兴录，傅炳南，杨志伟，等. 发热出疹性疾病流行病学特征分析 [J]. 中国计划免疫，1999，5（1）：1 – 4.

[3] Fang QY, Ju XF, Liang LH, et al. Epidemiology and etiological characteristics of hand, foot and mouth disease in Huizhou City between 2008 and 2011 [J]. Arch Virol, 2013, 158（4）：895 – 899.

[4] 杨吉星，居丽雯，施强，等. 上海地区水痘－带状疱疹病毒基因型研究 [J]. 中国卫生检验杂志，2008，18（2）：223 – 224.

[5] Heegaard E D, Brown K E. Human Parvovirus B19 [J]. Clin Microbiol Rev, 2002, 15（3）：485 – 505.

[6] Corcoran A, Doyle S. Advances in the biology, diagnosis and host-pathogeninteractions of parvovirus B19 [J]. J Med Microbiol, 2004, 53（Pt 6）：459 – 475.

[7] 李沪，胡家瑜，陶黎纳，等. 先天性风疹综合征流行病学特征与免疫预防策略

[J]. 上海预防医学杂志, 2005, 17 (2): 72 - 74.

[8] 王开利, 陈淑红, 陈露菲, 等. 黑龙江省2011年发热伴出疹性疾病病原调查 [J]. 中国公共卫生管理, 2012, 28 (6): 775 - 776.

[9] 姚伟然, 张振楷. 小儿急性发热出疹性疾病的鉴别诊断 [J]. 中国农村医学, 1981 (2): 21 - 23.

[10] 琚雄飞, 许岸高, 方巧云, 等. 2010—2012年广东省发热伴出疹症候群的病原学研究 [J]. 中华疾病控制杂志, 2013, 17 (8): 670 - 673.

（崔爱利　尹　洁）

第三章　发热伴出疹症候群监测

第一节　监测设计

一、监测目的

发热伴出疹症候群监测的目的是通过发热伴出疹症候群病原学监测，了解我国不同地区的发热伴出疹症候群的病原谱，为研究病原体基因变异和变迁、建立相关病原毒（菌）株库打下基础；并对发热伴出疹症候群监测中所获得的病原体进行病原血清型鉴定，探讨发热伴出疹症候群主要病原体的疾病负担、三间分布特征；同时提高我国网络实验室对发热出疹症候群病原筛查与确认能力；建立发热伴出疹症候群系统的实验室检测和监测质量管理体系；综合采用现代生物和信息技术，在检测和监测发热伴出疹症候群传染病病原的整体技术上达到国际先进水平。

二、监测病例定义

（一）发热伴出疹症候群病例定义

以发热超过 37.5 ℃、持续 1 天以上、伴有全身或局部的皮肤或黏膜出疹为主要临床表现的临床病例作为监测病例。

（二）单病种疑似病例分类

（1）疑似麻疹病例。符合发热伴出疹症候群监测病例定义，同时伴有咳嗽、卡他或结膜炎症状之一者。皮疹形态为红色斑丘疹。

（2）疑似风疹病例。符合发热伴出疹症候群监测病例定义，排除麻疹者。皮疹形态为红色斑疹，可伴有颈后淋巴结肿大。

（3）疑似水痘病例。符合发热伴出疹症候群监测病例定义，皮疹形态为疱疹。

（4）疑似登革热病例。符合发热伴出疹症候群监测病例定义，排除麻疹、风疹者，可伴有严重肌痛、关节痛。

（5）疑似肠道病毒感染。符合发热伴出疹症候群监测病例定义，皮疹特点为口腔黏膜、手、足部位丘疹水疱样损害。

（6）疑似人类小 DNA 病毒 B19 感染。符合发热伴出疹症候群监测病例定义，在儿童病例中可引起感染性红斑（又称为"掌击颊"）。

（7）疑似链球菌感染。符合发热伴出疹症候群监测病例定义，皮肤呈弥漫性充血潮红，其间有针尖大小猩红色红点疹，压之褪色，亦可呈"鸡皮疹"或"粟粒疹"。

（8）疑似伤寒、副伤寒。符合发热伴出疹症候群监测病例定义，发热持续时间 3 天及以上，皮疹特点为玫瑰疹。

（9）疑似莱姆病。符合发热伴出疹症候群监测病例定义，皮疹呈红斑或丘疹，缓慢地呈环形扩大，环形中心病变常消退。

（10）疑似 EB 病毒感染。符合发热伴出疹症候群监测病例定义，伴有颈部淋巴结肿大，扁桃体有白色膜状物，外周血常规示淋巴细胞比例升高。

（11）疑似人类疱疹病毒 6 型感染。符合发热伴出疹症候群监测病例定义，且有"热退疹出"的现象，皮疹为红色斑丘疹。

（12）疑似立克次体感染。符合发热伴出疹症候群监测病例定义，皮疹多见躯干、四肢，形态多样，表现为瘀斑、瘀点、斑丘疹、斑结节及弥漫性红斑等。

（13）其他发热出疹性疾病。符合发热伴出疹症候群监测病例定义，排除上述出疹性疾病，其他不明原因出疹等。

三、监测内容

（一）监测人群

为掌握监测地区发热伴出疹症候群整体病原谱构成及其流行规律，需要对符合病例定义的全年龄段人群展开监测。此外，还可以根据具体不同的需求，设定不同年龄段的监测人群，对监测地区发热伴出疹病例的重点人群如婴幼儿等，进行该年龄段人群的专项监测。

（二）监测任务设置

为客观反映监测地区的发热伴出疹症候群病原谱构成，采集的病例标本需要覆盖全年。要求每周都进行标本采集，可根据就诊量的多少，采集全部就诊病例或采取随机抽样原则进行标本采集，避免集中采集某一种疾病，以免造成病原谱构成的偏差。

（三）实验室监测和检测病原体的种类

为得到真实、客观的病原谱构成，要求对发热伴出疹症候群常见的病原体种类全部进行实验室检测。必须检测的病原体可分为细菌和病毒两大类。引起发热伴出疹症候群的病毒主要包括水痘-带状疱疹病毒、人类小 DNA 病毒 B19、肠道病毒、风疹病毒、麻疹病毒、EB 病毒、人类疱疹病毒 6 型和登革病毒等。引起发热伴出疹症候群的细菌主要包括链球菌、伤寒沙门菌、副伤寒沙门菌、伯氏疏螺旋体和立克次体等。

鉴于不同病原引起的发热伴出疹临床表现及流行特点不同，在监测中，要求发热伴出疹症候群中任一病毒检测阳性，则不必考虑其他病毒的检测，阴性标本则需要同时检测 8 种必检病毒。而发热伴出疹症候群中 5 种细菌要求必须同时检测。登革病毒在南方流行地区设为必检病毒。

四、监测执行机构

监测执行机构主要包括三大部分：一是采集病例临床信息和标本的监测哨点医院，二是对标本进行实验室检测的病原学检测实验室，三是发热伴出疹症候群的优势实验室。从而形成了一个发热伴出疹症候群的病原学监测网络，完成对整个监测地区进行全面的、系统的病原学监测。

（一）监测哨点医院设置

考虑到发热伴出疹症候群的发病特点，监测哨点医院原则上有如下要求。

（1）每个发热伴出疹症候群监测的网络实验室设置 5 家及以上医院作为发热伴出疹症候群病原谱监测的哨点医院。

（2）哨点医院应包括基层社区（一级）医院 1 家；二级或以上儿童医院 1 家、综合医院 3 家（含感染科）。监测科室可包括皮肤科、儿科和感染科。

（3）原则上在监测实验室成员单位所在地级市设置，不要超过省辖区范围。

（二）病原学检测实验室

病原学检测实验室主要负责对发热伴出疹症候群标本进行病原学监测，包括病毒学和细菌学检测。该实验室可以是具备一定的检测能力的监测哨点医院或者当地疾病预防控制机构或科研机构。病原学检测实验室需具备一定的设备、人员与技术能力以保证保质保量地全面完成发热伴出疹症候群的病原学检测。

另外，为了保证检测结果的准确性和可靠性，病原学检测实验室需定期将抽样标本和检测结果报送至上一级网络实验室进行复核确认。

（三）发热伴出疹症候群的优势实验室

作为监测网络的顶层实验室，优势实验室主要负责发热伴出疹症候群监测的顶层设计，包括哨点医院和病原学检测实验室的选择、监测方案和检测技术的统一、标本病原学检测方法的规范、检测人员的技术培训和标本检测结果的复核等一系列工作，保证不同检测实验室和哨点医院的监测和检测结果具有一致性和可比性，同时也确保监测和检测的质量。

五、监测流程

发热伴出疹症候群的监测流程（图 1-3-1）总体为监测哨点医院发现和甄选病例，收集相关病例信息、采集相应临床标本、标本运输至检测实验室，检测实验室负责标本检测和结果分析、反馈和录入数据库。

通过监测网络实验室对哨点医院进行培训和督导；由哨点医院完成发热伴出疹症候群疑似病例的甄选、病例信息调查表的填写（表 1-3-1）和标本的采集，网络实验室

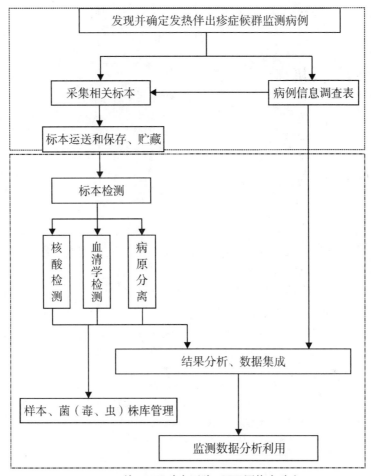

注：▭哨点医院 ▭网络实验室

图1-3-1 发热伴出疹症候群病原监测流程

负责进行相关检测。症候群监测所需的标本种类涉及血标本、咽拭子、粪便标本、疱疹液、皮肤化脓性病灶脓液、尿液等。病例监测与标本采集的时间覆盖全年，根据患者的临床特征采集相应的临床标本，临床标本的类型根据本方案中"发热伴出疹症候群病例标本采样种类指导表"（表1-3-2）确定。

表1-3-1 发热伴出疹症候群病例信息调查

患者编码＊：   □门、急诊 □住院监测科室＊：   病历号：
（   ）医院发热伴出疹症候群病例信息调查表
（带"＊"的为必填项）
1. 基本信息
（1）患者姓名＊：_____（联系人姓名：_____）
（2）性别＊：□男 □女

续表 1 - 3 - 1

（3）出生日期＊：_____年___月___日 □阳历 □阴历

（4）患者工作（学习）单位：_____

（5）联系电话：_____

（6）家庭现住址（详填）＊：_____省_____地区（市）_____县（区）_____乡（镇、街道）_____村（社区）

（7）患者职业＊：（只能选择一项）

□幼托儿童 □散居儿童 □学生（大中小学） □教师 □保育员及保姆 □餐饮食品业人员 □商业服务人员 □医务人员 □工人 □农民 □牧民 □渔（船）民 □干部职员 □离退人员 □家务及待业人员 □军人 □海员 □长途汽车驾驶员 □其他 □不详

（8）相关疫苗接种史：

□麻疹，最后一剂接种时间：_____年___月___日

□风疹，最后一剂接种时间：_____年___月___日

□水痘，最后一剂接种时间：_____年___月___日

（9）流行病史＊：周围是否有类似患者：□有 □无 □不详

如果有，人数：_____人是：□同学 □家人 □同事 □其他

蜱叮咬史：□有 □无

2. 临床信息

（1）发病日期＊：20_____年_____月_____日

（2）就诊日期＊：20_____年_____月_____日

（3）体温＊：_____℃

（4）出疹情况：出疹日期＊：20_____年_____月_____日

皮疹形态＊：□丘疹 □斑疹 □斑丘疹 □疱疹 □脓疱疹 □玫瑰疹

皮疹部位＊：□头部 □躯干 □四肢 □手 □足 □口腔黏膜 □生殖器黏膜

（5）其他临床症状＊：

□咳嗽 □卡他症状 □结膜炎 □草莓舌 □杨梅舌 □帕氏线 □麻疹黏膜斑（柯氏斑） □淋巴结肿大 □关节疼痛 □其他

（6）血常规：红细胞_____$\times 10^{12} L^{-1}$；白细胞$\times 10^9 L^{-1}$；

白细胞分类：中性粒细胞_____%，淋巴细胞_____%，嗜酸性粒细胞_____%；

血小板_____$\times 10^9 L^{-1}$

（7）初步诊断＊：是否为死亡病例＊：□是 □否 □不详

（8）收集患者标本前一周内是否使用过抗生素治疗？＊

□是 □否 □不详；若是，请列出：

序号	药物名称	治疗天数	序号	药物名称	治疗天数
1			3		
2			4		

3. 标本采集情况

（1）是否采集第一份血清标本＊：_____份（mL） 采集日期：20_____年___月___日

（2）是否采集第二份血清标本＊：_____份（mL） 采集日期：20_____年___月___日

续表 1 - 3 - 1

| （3）咽拭子：_____份　采集日期：20 _____年____月____日 |
| （4）粪便：_____份（g）采集日期：20 _____年____月____日 |
| （5）尿液：_____份（mL）采集日期：20 _____年____月____日 |
| （6）疱疹液：_____份（mL）采集日期：20 _____年____月____日 |
| （7）脓液：_____份（mL）采集日期：20 _____年____月____日 |
| （8）肛拭子：_____份　采集日期：20 _____年____月____日 |
| （9）全血：_____份（mL）采集日期：20 _____年____月____日 |
| （10）其他：_____份　采集日期：20 _____年____月____日 |

填表人姓名：_____　填表日期：_____年____月____日

表 1 - 3 - 2　发热伴出疹症候群病例标本采样种类指导表

临 床 诊 断	标 本 种 类					
	血液	咽拭	粪便	尿液	脓液	疱疹液
疑似麻疹	√	√				
疑似风疹	√	√				
疑似水痘	√	√				*
疑似登革热	√					
疑似手足口病	√	√	√			*
疑似人类小 DNA 病毒 B19	√	√				
疑似链球菌（猩红热）		√			*	
疑似伤寒、副伤寒	√		√			
疑似莱姆病	√			√		
疑似 EB 病毒感染	√					
疑似人类疱疹病毒 6 型感染	√					
疑似立克次体感染	√					
其他发热出疹性疾病	√	√	*	√	*	*

注：＊根据临床症状决定病例标本采集种类。

（许文波　赵世文）

第二节　标本的采集、运送及保存

一、标本的采集、运送及保存要求

标本的质量对于发热伴出疹症候群的监测和检测至关重要，直接影响到后续研究结果的准确性和客观性。为保证标本采集的质量，需满足下列要求。

（1）尽量在发病早期和抗生素使用前采集相关标本。

（2）标本采集严格按操作规程进行。

（3）标本采集后尽快送检。

（4）每份标本应有其特定的识别条形码（identifier，ID），送检标本应附病例信息调查表。

（5）专人负责标本运输，运送人员熟悉或了解标本运送相关要求。

（6）送检期间要予以安全防护。放标本的容器必须防漏，禁止将渗漏的标本送往实验室。

（7）运送箱要求具有保温性能。4～8 ℃条件下24 h内尽快送至实验室。有特殊条件按相应标本操作。

（8）接收人员要对照标本送检单，核对标本数量、送检状态、标本编号，并填写《标本接收登记》。

（9）标本采样时的注意事项：

1）使用后的利器如注射器和针头等应放置于耐扎的容器中，最后集中高压消毒。在任何情况下均不应试图将针头重新盖帽。

2）采样结束后脱掉手套并弃于耐高压的废弃袋中，以备集中高压灭菌，并立即用肥皂和清水洗手。

3）若发生针刺、皮肤破损或其他损伤，应立即用肥皂和水清洗伤口，不要立即止血。

4）当血液污染了身体的任何地方或发生针刺等事故时，均应及时报告上级并按医疗救护规程进行评估和救护。

二、各类标本的采集与运送

应根据临床特征和病程的不同阶段采集相应标本，包括全血（含急性期血清、恢复期血清）、咽拭子、疱疹液、皮肤化脓性病灶脓液、粪便、尿液等。宜在发病早期和抗生素使用前采集。

（一）病毒性疾病的各类标本采集、处理标准化操作规程

1. 血液标本

（1）采血步骤。

1）皮肤消毒程序。①用75%乙醇擦拭静脉穿刺部位待30 s以上。②用一根碘酊或碘伏棉签消毒皮肤（1%～2%消毒碘酊30 s或10%碘伏消毒60 s），从穿刺点向外以1.5～2.0 cm直径画圈进行消毒。③用75%乙醇脱碘。

2）严格执行三步消毒后，可行静脉穿刺采血（注意碘过敏患者只能用75%乙醇消毒60 s），待穿刺部位乙醇挥发干燥后穿刺采血。

（2）分离血清。将采集的血液注入无菌采血管。血样沿管壁轻缓（防止溶血）注入无菌采血管（管口乙醇消毒，待干），静置。如为促凝管，则反复轻缓颠倒数次，使血液与促凝剂混匀后静置，待血块完全凝固后（放置时间过长会造成溶血，避免留置过

夜），3 000 r/min 离心 5 min，然后用无菌吸管小心取上清转入 3 支冻存管。避免吸取血细胞，如果可能的话，不要吸完所有的血清。然后将冻存管（做完检测的血清）放进标本盒，记录剩余血清量和盒中位置，放置（−20 ±1）℃［长期，（−80 ±1）℃］保存。

（3）样品包装与运送。用 75% 乙醇擦拭血液培养瓶和血液采集管，分别采用塑料自封袋包装后于室温立即转运至实验室。若不能立即转运，血液采集管于 4 ℃ 条件下可保存 24 h，并须于 24 h 内送达相关实验室。

2. 粪便标本

（1）采集。一般采用自然留便，若采样时患者无便或是婴幼儿则可采用肛拭法。

1）留便。用 2 个棉拭子分别在自然排出的新鲜粪便中多点挑取并旋转棉拭子使全部蘸满粪便（约 5 g）。

2）肛拭法。先用生理盐水湿润棉签，多余的液体紧靠管壁挤出；再用棉拭或肛门采便管由肛门插入直肠内 3～5 cm（幼儿 2～3 cm）处采取，避免采便量过少（注意棉签上应沾有粪便）。

采集的标本拭子立即置入采样管内（注意培养基应埋住粪便拭子），手接触的部分在管口折断弃去，盖好管塞，及时送检。

（2）标本处理。

在生物安全柜中，取约 2 g 粪便标本、10 mL 含有抗生素的完全磷酸盐缓冲盐水（phosphate buffered saline，PBS）、1 mL 氯仿加入 50 mL 耐氯仿的离心管中。使用机械振荡器剧烈混匀 20 min，制成粪便悬液。然后 3 000 r/min 离心 20 min。在生物安全柜中吸上清液至一新冻存管中，以备接种。

3. 咽拭子标本

（1）采集。拭子越过舌根到咽后壁及扁桃体隐窝、侧壁等处，反复擦拭 3～5 次，避免触及舌、口腔黏膜和唾液。将拭子从口中缓慢取出。将拭子分别插入 Amies 或 Stuart's 细菌标本转运管和含 3～5 mL 病毒标本保存液（viral transport medium，VTM），在靠近顶端处折断棉签杆，旋紧管盖并密封，以防干燥。

（2）标本的处理。咽拭子要在标本运输（保存）液中充分搅动（≥40 次），以洗下拭子上黏附的病毒及含有病毒的细胞等，然后在 4 ℃ 条件下，10 000 r/min 离心 20 min，用上清接种到细胞上，如果发现有细菌污染，须用滤器过滤除菌。

4. 疱疹液

（1）可同时采集多个疱疹的疱疹液。疱疹表面消毒后，用注射器穿刺抽取，将采集的疱疹液注入病毒运输液（VTM）转运管中。

（2）疱疹液可直接用于各项病毒检测，不需特殊处理。

（二）细菌性疾病的各类标本采集、处理标准化操作规程

1. 血液标本

（1）材料。血液增菌培养基（血培养瓶用于伤寒、副伤寒分离培养，BSK Ⅱ 培养基用于伯氏疏螺旋体分离培养），Vero（非洲绿猴肾）细胞培养瓶用于立克次体分离培养。

（2）采血步骤。

1）皮肤消毒程序。①用75%乙醇擦拭静脉穿刺部位待30 s以上。②用一根碘酊或碘伏棉签消毒皮肤（1%～2%碘酊30 s或10%碘伏消毒60 s），从穿刺点向外以1.5～2.0 cm直径画圈进行消毒。③消毒用75%乙醇脱碘。严格执行三步消毒后，可行静脉穿刺采血（注意对碘过敏的患者，只能用75%乙醇，消毒60 s），待穿刺部位乙醇挥发干燥后穿刺采血。

2）培养瓶消毒程序。①采血前将血培养瓶保护盖打开时，注意勿使不洁物碰触瓶口，必要时用乙醇消毒瓶口后，方可将血样注入瓶内。②用75%乙醇或碘溶液（勿使用碘）消毒血培养瓶橡皮塞子。③乙醇作用待60 s。

（3）采血与接种。无菌采集成人6～8 mL（儿童3～6 mL）静脉血，（按血培养瓶所标注的血量）先将3～5 mL（1～3 mL）血无菌注入血培养瓶，轻摇血培养瓶，使血样与培养液均匀混合；另有0.2～0.5 mL接种BSK Ⅱ培养基。

（4）分离血清。将余下的血注入无菌采血管：血样沿管壁轻缓（防止溶血）注入无菌采血管（管口乙醇消毒，待干），静置。如为促凝管，则反复轻缓颠倒数次，使血液与促凝剂混匀后静置，待血块完全凝固后（放置时间过长会造成溶血，避免留置过夜），3 000 r/min离心5 min，然后用无菌吸管小心取上清转入3支冻存管。避免吸取血细胞，如果可能的话，不要吸完所有的血清。然后将冻存管（做完检测的血清）放进标本盒，记录剩余血清量和盒中位置，放置（－20±1）℃［长期，（－80±1）℃］保存。

（5）样品包装与运送。用75%乙醇擦拭血液培养瓶和血液采集管，分别采用塑料自封袋包装后于室温立即转运至实验室。若不能立即转运，培养瓶于室温、血液采集管于4 ℃条件下可保存24 h，并须于24 h内送达相关实验室。

2. 粪便标本

（1）材料。粪便标本转运使用Cary-Blair氏运送培养基，进入实验室后按相应病原要求转入相应增菌液（伤寒、副伤寒杆菌用SF或SC培养）中进行培养。

（2）采集。一般采用自然留便，若采样时患者无便或是婴幼儿则可采用肛拭法。

1）留便。用2个棉拭子分别在自然排出的新鲜粪便中多点挑取并旋转棉拭子使全部蘸满粪便（约5 g）。

2）肛拭法。先用生理盐水湿润棉签，多余的液体紧靠管壁挤出；再用棉拭或肛门采便管由肛门插入直肠内3～5 cm（幼儿2～3 cm）处采取，避免采便量过少（注意棉签上应沾有粪便）。

采集的标本拭子立即置入采样管内（注意培养基应埋住粪便拭子），手接触的部分在管口折断弃去，盖好管塞。应在室温2 h之内或4 ℃条件下24 h内运送至实验室。未能24 h内送至实验室时，4 ℃保存，应尽快运送至实验室。

（3）标本处理。细菌检测：用SF或SC增菌液进行增菌后再接种于沙门菌显色培养基或DHL、MaC、SS（可选其中一种）培养基，挑取可疑菌落进行伤寒、副伤寒沙门菌鉴定。

3. 咽拭子标本

（1）材料。细菌培养用咽拭子转运使用商品化的Amies或Stuart's转运系统。

（2）采集。拭子越过舌根到咽后壁及扁桃体隐窝、侧壁等处，反复擦拭 3～5 次，避免触及舌、口腔黏膜和唾液。将拭子从口中缓慢取出。将拭子分别插入 Amies 或 Stuart's 细菌标本转运管和含 3～5 mL 病毒标本保存液（VTM），在靠近顶端处折断棉签杆，旋紧管盖并密封，以防干燥。

（3）标本的处理。吸取 50～100 μL，或直接用拭子适当挤出多余液体后，接种于血平板。剩余标本 –70 ℃保存。

4. 尿液

（1）普通中段尿采集。

1）为避免尿道周围皮肤及器官的正常菌群污染尿液，自然留取时，尿液需呈直线状排出，或插导尿管留取中段尿，但可能损伤尿道，应注意动作轻柔，严格无菌操作。消毒时按照中、左、右、中的顺序进行。

2）不中止排尿，在排去数毫升尿液后用无菌宽口容器收集第二段尿，即为所需中段尿。

（2）留置导尿标本采集。

1）采样时应松管弃去前端尿液，左手戴无菌手套固定导尿管后，按中、左、右、中的顺序进行。

2）严格消毒尿道口处的导尿管壁。用无菌注射器针头斜穿管壁抽吸尿液。

3）不可打开导尿管和引流管连接处收集标本。

（3）注意事项。

1）须用无菌容器采集尿液，且不可添加防腐剂。

2）应严格遵循无菌操作，避免污染。

3）不可从集尿袋下端管口留取标本。

（4）尿液样品的分装、保存。

1）分装：10 mL 标本分为 2 份，1 份 4 mL 用于伯氏疏螺旋体的检测，1 份 6 mL 用于留样。

2）运输：运送的箱要求具有保温性能，内置冰排，保证运送过程中标本处于冻存或 4 ℃状态。

5. 皮肤化脓性病灶脓液标本

（1）要求：患者具有明显的化脓性病灶，怀疑为感染源时采集。

（2）材料：脓液转运使用商品化的 Amies 或 Stuart's 转运系统。

（3）采集：封闭性脓肿经表面消毒后，用注射器穿刺抽取，将采集的脓汁注入转运管中。开放性脓肿，首先用无菌纱布或棉布擦拭患部附近的皮肤或黏膜，然后尽可能从深部抽取，或用拭子紧贴脓肿壁取样，并置于转运管中。

（4）处理：直接用拭子适当挤出多余液体后，接种于血平板，用于分离培养链球菌。

三、标本的保存

1. 病毒标本的保存

血液标本分离血清后置于 −20 ℃ 以下冰箱中冷冻保存 [疑似登革热患者，采集全血，标本采集后 4 ℃ 暂存并尽快（24 h 内）送达实验室，以及时分离，分离的血清标本分 3 份储存于 −70 ℃ 或以下低温冰箱]。咽拭子、疱疹液、粪便标本采集后 4 ℃ 暂存并尽快（24 h 内）送达实验室，否则储存于 −70 ℃ 或以下低温冰箱。

2. 细菌标本的保存

所采集标本抵达实验室后，咽拭子、血液、粪便、皮肤化脓性病灶脓液标本应立即接种增菌培养基，进行分离培养与鉴定。血液标本分离血清后置于 −20 ℃ 以下冰箱中冷冻保存；粪便剩余标本加入 50% 甘油冻存于 −80 ℃ 冰箱；剩余咽拭子标本冻存于 −80 ℃ 冰箱；尿液分装 2 份，1 份用于检测，另 1 份于 −80 ℃ 冰箱保存。

四、其他注意事项

1. 标本编码的唯一性

为规范发热伴出疹症候群监测和检测数据信息，需对监测中采集的标本使用统一的标本编码，保证标本编码的唯一性以及病例、标本信息管理的准确、高效。标本条码作为监测中病例与标本的唯一标识，须成对出现，分别在采样时粘贴于病例基本信息表和标本容器上。标本编码的具体设计可根据实际的工作情况自行设计。同时，条码应为单面粘胶，各实验室须根据标本保存条件，应考虑条码的耐低温、防水等制作要求，以确保条码在标本长期保存后仍能被识别。

2. 标本采集和运输的生物安全要求

采集标本前需要做好充分准备：准备好采样的试剂、耗材和采样人员的防护服装与设备。标本的运输需具备符合生物安全标准的标本外包装、生物安全标识等，按照国家卫生和计划生育委员会《人间传染的病原微生物名录》及相关规定执行。

（许文波　赵世文）

第三节　菌（毒、虫）株的管理及保存

一、标本库与菌（毒、虫）株库建设与管理的原则性要求

标本与菌（毒、虫）株库是发热伴出疹监测的重要资源，也是开展病原学监测和检测以及后续研究的基础保障。为保证标本与菌（毒、虫）株库中保存的样本的质量

和安全，需制定相应的标本库与菌（毒、虫）株库管理方案。原则要求如下。

（1）确保标本库和菌（毒、虫）株库有完整的数据资料，包括患者临床信息、流行病学信息以及实验室检测信息。针对菌（毒、虫）株，还需要包括种类、名称、编号、来源、数量、代数，以及主要鉴定结果、操作人员、鉴定人员姓名等。所有入库的菌（毒、虫）株以及标本库均需填写入库单，纳入数据库管理。

（2）建立菌（毒、虫）株储存、定期复苏检查制度，菌（毒、虫）株保藏机构应对库存菌（毒、虫）株和标本进行定期检查并记录。发现质量异常、贮存温度不符合要求等情况，应及时采取有效措施，并由保藏机构管理部门处理。

（3）建立相应的菌（毒、虫）株运输管理规定，应具备与菌（毒、虫）株保藏相适应的储运设施设备，设施设备应当有专人负责，定期检查、保养、校准、记录，并建立档案。

（4）建立菌（毒、虫）株出入库复核制度，在菌（毒、虫）株收、发放过程中应建立专门的收货、验收、出库复核等项记录，记录应真实、完整。

（5）对相关工作人员进行逐级培训与考核。

（6）对标本与菌（毒、虫）株保存设备进行定期检修与维护，保障设备正常运转。

二、细菌菌株的管理及保存

1. 菌株管理

菌株依据《中华人民共和国传染病防治法》《中国医学微生物菌种保藏管理办法》及《病原微生物实验室生物安全管理条例》的规定与要求进行保存、运送与管理。

（1）菌种保管应有专人负责，保存于 4 ℃冰箱或 16 ℃生化箱中，房门专人加锁，确保菌种安全。保管人员变动时，必须严格办理交接手续。

（2）每分离出一株细菌，即建立菌株保存档案，详细记录菌株的来源、分离日期、地点及取材患者的基本信息、流行病学基本特征。菌种应有严格的登记，包括形态、分离日期、鉴定日期、签发者、主要鉴定性能（包括形态、染色、抗原结构、动物致病力等），并注明使用、转移、销毁情况及原因。

（3）各级医疗机构所分离的菌株送辖区疾病预防控制机构进行复核鉴定。

（4）菌种应按规定时间转种，一般在接种 3 次后作一次全面的鉴定，注意菌种有无污染及变异，如发现变异，应及时更换。

（5）菌种保存范围及向外单位转移，应按原卫生部的相关规定执行。

2. 链球菌、伤寒和副伤寒沙门菌株保存

（1）半固体保存每支 12 mm×100 mm 玻璃试管加至少 3.5 mL 半固体，用接种针挑取菌落接种半固体，37 ℃培养 18 h，观察生长情况后换胶塞于 4 ℃可保存 6～12 个月。

（2）15%～30% 甘油－肉汤保存。将新鲜培养物浓菌液悬浮于含 15%～30% 甘油肉汤中，立即于 -70 ℃冻结。此种方法可保存 3～5 年。

（3）鸡蛋斜面保存。将菌落接种于鸡蛋斜面上，37 ℃培养 18 h，加液体石蜡或用石蜡封口，于 4 ℃可保存 2～3 个月。此法有利于保存 Vi 抗原。

（4）冷冻干燥保存。将细菌接种于琼脂斜面上，37 ℃培养 18 h，把斜面上菌苔混悬于脱脂牛奶中，分装菌种冷冻干燥保存管中，每支 0.2 ～ 0.3 mL，迅速冷冻，真空抽干；真空状态下封口保存。一般可存活数年，置 - 20 ～ - 40 ℃存放时，可保存更长时间。

3. 伯氏疏螺旋体

50% 甘油 - 肉汤保存。将新鲜培养物浓菌液悬浮于含 50% 甘油肉汤中，立即于 - 70 ℃冻结。此种方法可保存 3 ～ 5 年。

4. 立克次体

将新鲜细胞培养物悬浮于含 30% 胎牛血清、10% 二甲基亚砜（dimethyl sulfoxide，DMSO）的 MEM（minimum essential medium）培养基，- 80 ℃或 - 196 ℃液氮保存。一般可存活数年。

三、病毒毒株的管理及保存

1. 毒株管理

毒株依据《中华人民共和国传染病防治法》及《病原微生物实验室生物安全管理条例》的规定与要求进行保存、运送与管理。

（1）毒种保管应有专人负责，保存于 - 70 ℃或更低温的冰箱中，房门专人加锁，确保毒种安全。保管人员变动时，必须严格办理交接手续。

（2）每分离出一株毒株，即建立毒株保存档案，详细记录毒株的来源、分离日期、地点及取材患者的基本信息、流行病学基本特征。毒种应有严格的登记，包括病变程度、分离日期、鉴定日期、签发者，并注明使用、转移、销毁情况及原因。

（3）各级医疗机构所分离的毒株送辖区疾病预防控制机构进行复核鉴定。

2. 毒株保存

病毒毒株一般储存于 - 70 ℃或以下低温冰箱。

（许文波　赵世文）

第二部分

发热伴出疹症候群主要病毒病原体检测技术

第一章 病毒学检测总体策略

一、病毒标本检测流程

病毒标本检测流程见图2-1-1。

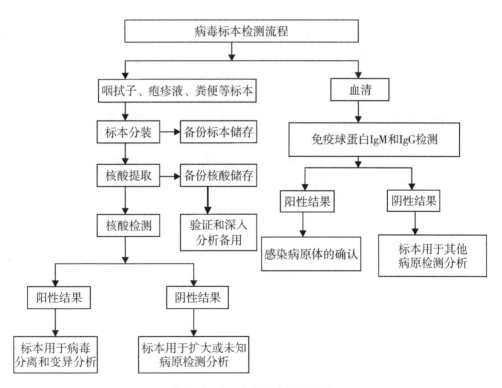

图2-1-1 病毒标本检测流程

二、病毒标本处理

（一）粪便标本

在生物安全柜中，取约 2 g 粪便标本、10 mL 含有抗生素的磷酸盐缓冲液（PBS）、1 mL 氯仿加入 50 mL 耐氯仿离心管中。使用机械振荡器剧烈混匀 20 min，制成粪便悬液。然后 3 000 r/min 离心 20 min。在生物安全柜中吸上清至 3 个冻存管中。

1. 试剂和耗材

15 mL 或 50 mL 耐氯仿离心管；1 mL 或 5 mL 吸氯仿用的玻璃吸管；5 mL 和 10 mL 吸管；木制便签；外螺旋盖的冻存管（5 mL）；直径 2 ~ 3 mm 的玻璃珠；混有双抗的 PBS（青霉素 100 U/mL，链霉素为 100 μg/mL）；氯仿（以乙醇作为稳定剂）。

2. 操作步骤

（1）在离心管上标记标本号。

（2）每管中加入 10 mL PBS、1 g 玻璃珠、1 mL 氯仿。

（3）在生物安全柜中将每一份粪便标本取约 2 g 加入标记好的离心管中（确保离心管上的标号与原始标本的标号一致）。

（4）剩余的原始标本最好留在原容器中，冻存于 – 20 ℃。

（5）确保拧紧离心管，用机械振荡器剧烈振荡 20 min。

（6）在确保离心机的盖子盖好和离心桶密封的情况下，用冷冻离心机在 3 000 r/min 条件下离心 20 min。

（7）在生物安全柜中将每份标本的上清液分别吸入 2 个有外螺旋盖的冻存管中（如果上清液不清澈，应再用氯仿处理 1 次）。

［附］病毒运输液（VTM）配制

（1）羟乙基哌嗪乙磺酸（HEPES）缓冲液配制的汉克斯（Hank's）平衡盐溶液（balanced salt solution，BSS）pH 7.4（商业供应的通常为 10 倍浓度）：

牛血清白蛋白 2.0 mg；青霉素/链霉素 1.0 mL；0.4% 酚红 0.2 mL。在 100 mL 蒸馏水中溶解 2.0 mg 牛血清白蛋白；在 90 mL 蒸馏水中加入 10 mL Hank's BSS，然后加入 10 mL 牛血清白蛋白溶液和 0.2 mL 酚红溶液，过滤消毒。加 1 mL 青霉素/链霉素溶液。分装到无菌管中，于 4 ℃ 储存。

（2）上述（1）液 +10% 双抗（青霉素/链霉素）。

（二）疱疹液

疱疹液标本可直接用于病毒学各项检测，标本保存同粪便标本。

（三）咽拭子

咽拭子要在标本运输（保存）液中充分搅动（≥40 次），以洗脱拭子上黏附的病毒及含有病毒的细胞等，然后在 4 ℃ 条件下，10 000 r/min 离心 20 min，用上清接种到细胞上，如果发现有细菌污染，须用滤器过滤除菌。标本保存同粪便标本。

（四）血清

血清标本可直接用于病毒学各项检测，标本保存同粪便标本。具体操作步骤同咽拭子。

三、检测方法

（一）血清 IgM 检测

发热出疹症候群所涉及的麻疹病毒、风疹病毒、人类小 DNA 病毒 B19（HPV B19）、登革病毒、水痘 - 带状疱疹病毒、EB 病毒和人类疱疹病毒 6 型的免疫学检测方法比较成熟，用 ELISA 法检测患者血清中 IgM 抗体可早期确定相应病原体。

（二）病毒分离

麻疹、风疹、登革、水痘 - 带状疱疹、肠道病毒等病毒已有相应敏感细胞系分离培养病原体。各病毒对应的细胞系如下。

（1）麻疹病毒：非洲绿猴肾细胞（Vero）- 淋巴信号激活因子转染的非洲绿猴肾细胞（Vero cell transfected to express the human signaling lymphocyte activation molecule，SLAM）。

（2）风疹病毒：Vero、Vero-SLAM。

（3）登革病毒：C6/36。

（4）水痘 - 带状疱疹：MRC-5。

（5）肠道病毒：人喉癌上皮细胞（human laryngeal carcinoma cell，Hep）- 2/人横纹肌肉瘤细胞（human rhabdomyosarcoma cell，RD）。

细胞培养、病毒分离鉴定等实验的具体操作见具体病毒检测标准操作。

（三）核酸检测

核酸提取：取 200 ～ 400 μL 标本（标本使用量 < 1 mL）用于核酸的提取。核酸提取后适当分装，在 - 80 ℃冰箱内保存 1 份以上的备份核酸，便于后续研究和抽样检测。

核酸提取的方法包括自动化核酸提取，包括 Roche、Qiagen、bioMerieux 等公司的大型自动化核酸提取设备及配套试剂和方法；商品化的核酸提取试剂盒等。

对于 RT-PCR、PCR 和 real-time PCR，发热出疹症候群所涉及的病毒均有比较成熟的 PCR 方法，方法见具体病毒检测标准操作。

（崔爱利）

第二章 麻疹病毒

第一节 基本特征

麻疹病毒是副黏病毒科（Paramyxovididae）麻疹病毒属（*Morbillivirus*）的成员。副黏病毒科的病毒之所以称为副黏病毒是因为此类病毒对于黏膜有亲和力（希腊语中，"myxa" 也即 "mucus"）。在进化关系树中，麻疹病毒和牛疫病毒组成员最为接近，和犬瘟病毒组成员相对较远。尽管麻疹病毒只有 1 个血清型，但在野病毒中有基因的变异。目前，世界卫生组织（World Health Organization，WHO）已经鉴定出 24 个基因型，基因型变异不会影响生物学特性，因为疫苗效力并无改变，也就是说，目前的麻疹疫苗能预防保护所有基因型的麻疹病毒。

麻疹病毒在室温物体表面可以存活 2 h 以下，气溶胶形态病毒的感染性可以维持 30 min 以上。麻疹病毒对热敏感，56 ℃ 30 min 可以灭活。但是，冻干麻疹病毒可以存活很久，如果加入蛋白稳定剂，于 −70 ℃ 可以存放几十年。麻疹病毒对脂溶剂（如乙醚和氯仿）、酸或碱（pH <5 或 pH >10）、紫外线和可见光敏感，对许多消毒剂也敏感，包括 1% 次氯酸钠、70% 乙醇和甲醛。

一、病原学特征

麻疹病毒为单股负链核糖核酸（ribonucleic acid，RNA）病毒，只有 1 个血清型。麻疹病毒为不分节段的 RNA 病毒，基因组全长约为 15 894 nt。麻疹病毒有 6 个结构基因，编码 6 个主要结构蛋白，从基因 3′端开始依次为核蛋白（nucleoprotein，N）、磷酸化蛋白（phosphoprotein，P）、膜蛋白（membrane protein，M）、血溶素也称融合蛋白（fusion protein，F）、血凝素蛋白（hemagglutinin，H）、依赖于 RNA 的 RNA 聚合酶（large protein，L）。H 蛋白和 F 蛋白是麻疹病毒膜表面抗原，H 蛋白含有与细胞受体结合的受体结合位点，介导病毒的吸附和进入细胞，H 蛋白诱导机体产生主要的中和抗体。这些中和抗体在机体抵抗病毒感染时具有重要意义。F 蛋白编码基因在所有基因型的麻疹病毒中均比较保守，而 H 蛋白编码基因在各个基因型之间有较多变异。麻疹病毒 3 种膜蛋白在致病机理上发挥重要作用：H 蛋白负责病毒和细胞的吸附；F 蛋白负责细胞间的融合和扩散；M 蛋白位于包膜脂质内，与病毒装配、出芽有关。这些蛋白质的合成异常被认为是亚急性硬化性全脑炎（subacute sclerosing panencephalitis，SSPE）发生的重要致病机理。

二、临床表现

麻疹潜伏期平均为 10～12 天（范围为 8～16 天），潜伏期过后，典型的麻疹患者通常有发热和不适，随后伴有咳嗽、鼻炎和结膜炎。出疹前后 2 天在口腔颊黏膜可见周围带有红晕的白色斑点，称柯氏斑（Koplik 斑）。在感染麻疹病毒平均 14 天后或前驱症状 2～4 天后出现特征性斑丘疹，皮疹自面部和发际开始扩散至躯干和四肢，伴随出疹患者通常会发热，体温于 1～3 天达到高峰。皮疹依出疹顺序逐渐隐退，通常持续 5～7 天，病情在症状出现 10～14 天后自愈，很少有临床表现不明显的原发感染。

临床上还有些轻型麻疹，其临床表现为发热相对轻，多低于 39 ℃，热程小于 7 天，轻度上呼吸道卡他症状，及少量皮疹，不留色素沉着或脱屑，口腔黏膜斑仅见 1～2 个或无，全身状况良好。无并发症，病程约 1 周。多见于 6 个月以下婴儿或 4 周内经过被动免疫的患儿，偶见于接种麻疹疫苗后。机理为机体内的抗体不能完全抵御麻疹病毒的侵袭，但仍有一定的抗病能力，因此病毒在体内只能有限复制。

异型麻疹综合征，临床表现为高热、肺炎、胸腔积液、手足背水肿、肝功能异常和不典型皮疹，是一种罕见的麻疹病毒感染表现，见于接种麻疹灭活疫苗后感染麻疹野病毒者。在美国，估计有 60 万～90 万人在 1963—1967 年接种了麻疹灭活疫苗。

三、并发症

麻疹最常见的并发症是中耳炎和肺炎，发病率分别为 2%～14% 和 2%～9%；在发展中国家，并发症和病死率更高。肺炎是麻疹死亡的最常见原因，可能是由于麻疹病毒本身引起的或继发细菌感染所致。这些并发症通常需要特定的抗生素治疗。在发展中国家，二次病毒感染可能在麻疹引起的肺炎相关死亡中起了主要作用。麻疹病毒感染可能导致严重的腹泻和营养不良，特别是发展中国家，这种现象尤为突出。此外，发展中国家有很大比例的麻疹患者在患麻疹后的第一个月幸存下来，而在下一年中死亡。

麻疹脑炎，发生于皮疹后 4～7 天（范围为 1～15 天），据报道约每 1 000 例麻疹病例中有 1 例麻疹脑炎。麻疹脑炎中，约 15% 患者死亡，25%～35% 的患者有永久性的神经系统后遗症。麻疹不常见的并发症包括细支气管炎、鼻窦炎、乳突炎、心肌炎、角膜结膜炎、肠系膜腺炎、肝炎和血小板减少性紫癜。在美国，报告病死率为 1‰～3‰（每 1 000 个病例中有 1～3 例死亡）。相比之下，在发展中国家，尤其是在营养不良和居住拥挤的情况下，病死率为 5%～10%，在某些情况下甚至更高。

除了上面提到的急性并发症，麻疹病毒还能导致退行性中枢神经系统紊乱，称为 SSPE。报道称，4 岁后感染麻疹病毒的患者中，每 10 万例有 1 例 SSPE，婴儿期感染麻疹的患者中，每 10 万人有 18 例 SSPE。最近美国的一项研究表明，每报告 10 万麻疹病例中有 22 例 SSPE。该病起病隐匿，从最初感染到发病平均 7 年，逐渐表现为严重的人格改变、肌阵挛性发作、运动神经损伤、昏迷和死亡，整个病程持续数月至数年。

四、流行病学特征

麻疹潜伏期为 7～21 天，平均 10 天，在潜伏期早期给予免疫球蛋白进行被动免疫会使潜伏期延长。患者在前驱期和出疹前几天均具有传染性，传染期通常认为在出疹前后 4 天。麻疹主要通过呼吸道飞沫传播，通常是在患者和易感者密切接触时传播。无患病史和麻疹疫苗免疫史的人群普遍易感，所有易感者感染麻疹病毒都是有症状的。文献报道麻疹病毒在干燥的飞沫和空气中可存活 2 h 以上，目前未见报道有传染性的长期带毒者和动物宿主。

麻疹疫苗既有单价疫苗，也有含麻疹成分的联合疫苗，另含风疹、流行性腮腺炎等成分。我国在疫苗应用以前，麻疹呈自然流行状态，发病高峰周期性出现，1951—1964年，全国报告发病率波动在 157.5/10 万～1 432.4/10 万。1965 年开始大规模使用麻疹疫苗，随着计划免疫实施、疫苗冷链系统建设以及免疫策略的调整，麻疹发病水平持续下降。1998 年，我国提出加速麻疹控制规划，2006 年开始实施消除麻疹行动计划，2007 年实施扩大的国家免疫规划，实施 2 剂含麻疹成分疫苗免疫程序，即 8 月龄接种第1 剂（使用麻疹 - 风疹联合疫苗），18～24 月龄接种第 2 剂（使用麻疹 - 流行性腮腺炎 -风疹联合疫苗）。2004—2009 年，先后有 27 个省开展了补充免疫活动，2010 年全国统一开展麻疹疫苗补充免疫活动，2009—2012 年全国报告发病率持续下降，2011 年和2012 年均低于 1/10 万。麻疹一年四季均可发生，3～5 月为发病高峰。发病主要集中在低年龄儿童中，近年来随着发病率的下降，8 月龄以下麻疹病例所占比例上升明显，部分地区 15 岁以上麻疹病例占较高比例。

参考文献

[1] Griffin D. Measles viruses [M]//Knipe DMHP. Fields virology. 5th ed. Philadelphia：Lippincott Williams & Wilkins, 2007：1551 – 1585.

[2] de Swart R L, Yüksel S, Osterhaus A D, et al. Relative contributions of measles virus hemagglutinin and fusion protein specific serum antibodies to virus neutralization [J]. J Virol, 2005, 79 (17)：11547 – 11551.

[3] Wackernagel M, Rees W. The shoe fits, but the footprint is larger than earth [J]. PLoS Biol, 2013, 11 (11)：e1001701. doi：10. 1371/journal. pbio. 1001701. Epub 2013 Nov 5.

[4] McMichael T. The biosphere, health, and "sustainability" [J]. Science, 2002, 297 (5584)：1093.

[5] Jackson M. Disease and diversity in history [J]. Soc Hist Med, 2002, 15 (2)：323 – 340.

（张　燕）

第二节　检　测　技　术

一、生物安全要求

在 2 级生物安全实验室（biosafety laboratory-2，BSL-2）的生物安全柜中进行操作。

二、麻疹病毒实验室检测技术

（一）细胞培养

1. 配液

（1）碳酸氢钠（NaHCO₃）溶液。将碳酸氢钠 7.50 g 溶于 50 mL 蒸馏水中，充分溶解后再加蒸馏水补至 100 mL，121 ℃15 min 高压灭菌。

（2）抗生素双抗。将 1×10^6 U 的结晶青霉素 G 和 1g 链霉素硫酸盐溶于 100 mL 无菌 PBS 缓冲液中，过滤除菌后分装，贮存在 −20 ℃。用时在 100 mL 培养液中加入 1 mL 母液，使终浓度每毫升含青霉素 100 U、链霉素 100 μg 即可。

（3）遗传霉素（G-418）。溶解 1 g G-418 于 20 mL 无菌去离子水中，配成贮存浓度为 50 mg/mL 的溶液，通过滤膜过滤（孔径 0.22 μm），分装后 −20 ℃保存。使用时，加入 4 mL 贮存浓度为 50 mg/mL 的溶液于 500 mL 细胞培养基（dulbecco's modified eagle medium，DMEM）中，使终浓度为 400 μg/mL。

（4）胰蛋白酶。溶解 1:250 胰蛋白酶于 400 mL 无钙、镁离子的 PBS 中，36 ℃电磁搅拌 30 min，通过滤膜过滤（孔径 0.22 μm），分装后 −20 ℃保存。

（5）乙二胺四乙酸（versene）。溶解 0.1 g versene 于 10 mL 蒸馏水中，以每小瓶 0.5 mL 的容量分装于密封瓶中，10 磅高压（103.4 kPa）15 min 灭菌，室温保存。用时加 0.4 mL 该溶液于 20 mL 不完全 PBS 中，配成终浓度为 0.02% 的溶液。

（6）DMEM 生长液（growth-promoting media，GM）和 DMEM 维持液（maintenance media，MM）（表 2 - 2 - 1）。

表 2 - 2 - 1　DMEM 生长液和维持液配制

试剂	GM/mL	MM/mL
DMEM [4 500 mg/L 葡萄糖（高糖）]	85	93
L - 谷氨酰胺（200 mM）	1.0	1.0
胎牛血清	10.0	2.0
NaHCO₃ 溶液（7.5%）	2	2
双抗溶液	2.0	2.0
G-418（50 mg/mL）	800 μL（终浓度为 400 μg/mL）	800 μL（终浓度为 400 μg/mL）

2. 细胞传代

（1）所需仪器及物品：显微镜、洁净工作台、孵箱；长满单层的 Vero/SLAM 细胞（不可使用已长满超过 2 周的细胞）；细胞培养管，培养瓶（25 cm²）；无菌吸管（1 mL、5 mL、10 mL）；1 000 μL 吸头、1 000 μL 移液器；记号笔、废液缸。

（2）所需试剂：DMEM［4 500 mg/L 葡萄糖（高糖）］；左旋谷胺酰胺；抗生素（100 ×），包括 10 000 U/mL 青霉素和 10 000 μg/mL 链霉素；胰酶 - EDTA，包括 0.25% 胰酶和 0.02% EDTA；胎牛血清；遗传霉素（G-418）50 mg/mL。

（3）操作步骤。

1）打开洁净工作台的风扇和光源，将前玻璃窗打开至安全位置，将所需物品放到工作台里。

2）检查细胞的质量（如是否为长满单层的健康细胞），并观察是否有污染，写上实验者的名字。

3）轻轻倒掉细胞培养瓶内的生长液，轻轻加入 3 mL versene 液，清洗融合成单层的细胞。倒掉 versene 液，重复操作 1 次。

4）将胰酶 - EDTA（0.25% 胰蛋白酶 1 mL 和 1∶5 000 EDTA 溶液 5 mL 混合）加入细胞单层，使消化液均匀地分布在细胞层上（一个 25 cm² 培养瓶用 2 ～ 3 mL 消化液即可）。

5）把培养瓶放到 37 ℃孵箱，约 5 min，当在显微镜下观察细胞变圆时，将液体倒入废液缸。用手掌轻拍培养瓶，使细胞自瓶壁脱落。在等待的时候，准备好细胞瓶（T25 cm²）、斜面试管和 48 孔板。

6）按事先定好的分瓶比例，通常是将 1 瓶细胞分成 3 瓶（1∶3），所以用 30 mL 生长液重悬细胞（一个 T25 cm² 培养瓶加入 10 mL 生长液即可），生长液中的血清可终止胰蛋白酶的作用。用无菌吸管轻吹细胞悬液数次，直至细胞团被吹散，注意不要产生过多气泡。取 10 mL 移至 T25 cm² 培养瓶中，用于细胞观察和冻存（细胞冻存、复苏方法详见本书第二部分第四章"肠道病毒"相关 SOP）；分别取 1.5 mL 悬液至 3 个斜面试管中，其中 2 个试管用于接种麻疹病毒和风疹病毒，另 1 个试管用于细胞对照。

7）在细胞培养瓶上标明实验者的姓名、细胞名称、传代日期及细胞代数；在斜面试管上标明传代日期。

8）盖紧细胞培养瓶或培养管的盖子，置于 37 ℃孵箱培养。

9）将各项物品拿出洁净工作台，放回原位。

10）关闭日光灯，打开紫外线灯（不要直视紫外线灯），保持风扇运转数分钟后，关闭风扇。

11）细胞一般 3 天左右将长成单层，通常每 5 ～ 7 天传代一次，可按经验定分瓶比例。

方法点评（关于 Vero/SLAM 细胞培养的几点说明）：Vero/SLAM 细胞是一种转基因细胞，是日本学者将人麻疹病毒特异性受体——SLAM 受体基因转移到正常 Vero 细胞中，使其表达 SLAM 受体，所以它可以同时表达 CD46 和 SLAM 受体，对麻疹病毒疫苗株、实验室适应株和麻疹野毒株均较敏感。通过研究证明，用该细胞系来分离麻疹病毒的敏感性与 B95a 细胞相当，但由于 B95a 细胞在复制的时候向细胞外环境中分泌 EB 病毒，而 Vero/SLAM 细胞因为不分泌 EB 病毒，无感染性，所以取代 B95a 细胞在中国麻疹实验室网络中用于麻疹病毒的分离。因此，该细胞的传代可以在洁净工作台中完成。

1）WHO 也对该细胞是否能进行风疹病毒分离进行了评估，发现 Vero/SLAM 细胞对风疹病毒分离的敏感性与 Vero 细胞相当，因此，Vero/SLAM 细胞也可被麻疹网络实验室同时用来分离风疹病毒。

2）细胞传代和保存时，需在培养液中加入遗传霉素（G-418），终浓度为 400 μg/mL。

3）推荐细胞的使用代数为 15 代，在 15 代之内，可以不用在培养液中加入遗传霉素，这样不会影响病毒分离的结果，15 代之后，须丢弃细胞，如仍要进行麻疹病毒分离，必须重新复苏细胞。平时要注意做好细胞传代记录，同时要做好主细胞库的保存。

4）遗传霉素对细菌、酵母菌、原生动物、寄生虫、高等植物及哺乳动物细胞均有毒性作用，是一种危险试剂，操作时要注意。

5）对于 Vero/SLAM 的细胞培养是一种经典成熟的方法，需要有经验的工作人员操作。

（二）病毒分离

（1）显微镜下观察单层细胞（Vero/SLAM 细胞系），以确保细胞是健康的。一个合适的单层细胞会在传代后 2～3 天内形成。

（2）倒掉生长液。

（3）每一份标本接种 1 支 Vero/SLAM 细胞的斜面试管，正确标记每支试管（包括标本的编号、日期、传代数）。

（4）对每一种细胞标记 1 管作为阴性对照。

（5）每支试管接种 0.2 mL 的标本悬液（咽拭子标本或尿液标本），37 ℃吸附 1.5 h。

（6）为防止标本对细胞产生毒性反应，弃标本液，加入 1.5 mL 维持液，置 37 ℃孵箱静止培养。

（7）使用标准或倒置显微镜每天观察细胞培养管，以观察细胞病变效应（cytopathogenic effect，CPE）的出现。

（8）观察细胞。当将培养瓶举起置于光亮的地方时，从培养瓶底部仔细观察，可以看到很小的洞，通常最早在接种后 1 天就可以观察到。当单层细胞出现小洞后，置于显微镜下观察是否可见融合性细胞。往往感染灶会脱落并悬浮于培养液中。要注意的是，不是麻疹病毒感染而造成单层细胞出现小洞的，小洞会消失。逐日观察细胞，并记录融合性细胞数量和大小，融合性细胞的大小会增大。

（9）如果培养基太酸（由橙色变为黄色），需要更换细胞培养液。

（10）如果有特征性的麻疹病毒 CPE 出现，观察直到 75% 的细胞发生变化（CPE +++），于 -70 ℃冻存以备二次传代。

（11）如果 7 天之后无 CPE 出现，那么再盲传一代继续观察 7 天。连续传代 3 次后仍为阴性者则判定该标本病毒分离结果为阴性。

（12）阴性对照在丢弃之前要观察 14 天以上。

（13）病毒传代：同步骤（1）～（10），每代病毒分离物于 –70 ℃冻存。

方法点评：使用 Vero/SLAM 细胞进行病毒分离是一种经典成熟的方法，是《麻疹诊断标准》（WS 296—2008）中的检测方法，可用于对麻疹疑似病例的实验室诊断，需要有经验的工作人员进行操作。

（三）血清学检测

检测麻疹 IgM 抗体（以间接法为例）的步骤如下。

（1）RF 吸附。

1）取血清标本 10 μL 加到含 500 μL 标本稀释液的 EP 管中，振荡混匀。

2）从混匀稀释液中取 100 μL 加到一新 EP 管中，分别再加入 40 μL 的 RF 吸附剂（T4）和 60 μL 标本稀释液，振荡混匀，血清终稀释浓度 1∶100。

3）于室温吸附 15 min 或 4 ℃过夜。

（2）上样。将微孔条放到板框上，并按表 2 – 2 – 2 上样，每孔 100 μL。

表 2 – 2 – 2　麻疹 IgM 抗体检测上样

	1	2	3	4	5	6	7	8	9	
A	BLK	标本 2007005								
B	阴性对照	标本 2007006								
C	标准血清	标本 2007007								
D	标准血清	标本 2007008								
E	标本 2007001	标本 2007009								
F	标本 2007002	标本 2007010								
G	标本 2007003	标本 2007011								
H	标本 2007004	标本 2007012								

（3）孵育。

1）将样品于湿盒内（37 ± 1）℃孵育（60 ± 5）min。

2）孵育后以洗液缓冲液洗涤板孔（使用自动洗板机或手工洗板）：吸去或甩去洗液；每孔内加入 300 μL 洗液；吸去或甩去洗液；重复洗涤过程 3 次（共 4 次）；将微孔板翻转过来在纸巾上拍打，使微孔中不再含有液体。

3）加入酶标记抗体：于相应孔内（底物空白除外）加入 100 μL IgM 酶标记抗体。

4）湿盒内（37 ± 1）℃孵育（30 ± 1）min。

5）孵育后，以洗液清洗板孔（洗涤方法见上文）。

6）加入底物：于每孔内加入 100 μL 底物溶液（包括底物空白孔）。

7）湿盒内（37 ± 1）℃孵育（30 ± 1）min。

8）终止反应：每孔内加入 100 μL 终止液，轻微振荡微孔板以混合溶液。

（4）读取吸光度。以底物空白为空白对照液，60 min 内读取 405 nm 的光密度（optical density，OD）值，建议参考波长范围为 620 ～ 690 nm（如 650 nm）。

（5）质控标准。

1）底物空白的 OD 值必须小于 0.25。

2）阴性对照必须为阴性。

3）ELISA 定量试验。标准血清的平均 OD 值必须在有效范围内，此范围已在试剂盒专用的质量控制证书中给定（减去底物空白之后）。

4）ELISA 定性试验。阳性对照的平均 OD 值必须在有效范围内，此范围已在试剂盒专用的质量控制证书中给定（减去底物空白之后）。

如果未达到以上标准，则试验无效且必须重做。

（6）结果判定。每个试剂盒内均备有一个标准曲线和一个评估表，因而每一个 OD 值都可得到一个抗体活性值。标准血清的参考值和有效范围已在评估表格（质量控制证书）中给定。

所有的 OD 值在评估前必须先减去空白（A1）。

方法 1：定性评估。

为确定有效范围的上下限数值，请将已测得标准 OD 平均值与质量控制证书上给出的数据相乘（见专用公式），举例说明：

临界值上限 $OD = 0.502 \times MW$

临界值下限 $OD = 0.352 \times MW$

MW 为平均消光度值，如果得到的标准血清的平均消光度值是 0.64，那么上下限数值的范围即为 0.225～0.321。

方法 2：定量评估抗体活性。

计算标准血清 2 个 OD 值的平均值，并检查其是否在给定的有效范围内。然后，根据标准血清的平均 OD 值在下表中确定对应的数据栏。用已测得的患者样品 OD 值查出 IU/mL 或 U/mL 栏中对应的抗体活性。

例如，标准血清 OD 范围见表 2-2-3。

表 2-2-3 定量评估抗体活性

	0.57～0.61	0.62～0.65	IU/mL 或 U/mL
其他	< 0.06	< 0.07	<5
		0.07～0.12	5～10
		0.13～0.22	11～19
		0.23～0.32	20～30
		0.33～0.40	31～40

若测得的标准血清平均消光度值为 0.64，则对应表中 OD 值 0.62～0.65 一栏中的数据。如果患者血清样品的 OD 值为 0.23，对应的抗体活性范围应是 20～30。

麻疹病毒 IgM 活性的判断。阳性结果：> 15 U/mL。临界值结果：10～15 U/mL。阴性结果：< 10 U/mL。

针对临界值结果的样品，应在 1～2 周后对相应的患者再取样，重新检测。

方法点评：该方法是一种成熟的检测麻疹病毒 IgM 抗体的方法，是《麻疹诊断标准》中的检测方法，可用于对麻疹疑似病例的实验室诊断，操作简单，适用于具有 ELISA 检测能力的实验室。

（四）麻疹病毒核酸检测

1. RNA 提取

该方法操作见前述相关内容。

2. one-step RT-PCR

（1）引物序列（表 2-2-4）。

表 2-2-4　引物序列

名称	序列（5′→3′）
MV41	CATTACATCAGGATCCGG
MV42	GTATTGGTCCGCCTCATC

（2）操作步骤。

1）RT-PCR。

按照鉴定标准程序进行表 2-2-5 的配液。

表 2-2-5　反应体系配制

体系组成	终浓度	体积/μL
10×缓冲液（不含镁离子）	1×	5
MgCl$_2$（25 mM）	2 mM	4
dNTP（2.5 mM）	0.2 mM	4
Primer MV41（20 μM）	0.4 μM	1
Primer MV42（20 μM）	0.4 μM	1
ETF water（14.5 为 RNA 体积）		27
瞬时振荡混匀后，冰上加入以下试剂：		
Taq 酶（promega）		1
AMV（promega）	0.2 U	1
RNase Inhibitor（optional）	1 U	1
瞬时振荡混匀后分装（50 μL RNA）45 μL 到预冷的 PCR 管中，然后加入 RNA		
RNA		5

one-step RT-PCR 扩增条件如下：首先 50 ℃ 30 min，接着 94 ℃ 2 min，然后 94 ℃ 30 s、55 ℃ 30 s、72 ℃ 60 s 扩增 30 个循环，最后 72 ℃ 10 min。

2）PCR 产物电泳检测和鉴定。

（a）取 100 mL 电泳缓冲液［1×三羟甲基氨基甲烷 - 乙酸（TAE）］加入到干净的三角瓶中，再加入 1.7 g 琼脂糖粉末，轻轻摇动三角瓶，琼脂糖微粒呈均匀混浊状态。

（b）微波炉加热使琼脂糖熔化。

（c）熔化的琼脂糖自然冷却到 60 ℃ 左右，倒入已准备好的胶床中，凝胶厚度为 0.3～0.5 cm。

（d）室温下静置，凝胶固化。拿出已经做好的胶，将带凝胶的胶床置于电泳槽中。

（e）向电泳槽中加入电泳缓冲液（1×TAE），缓冲液的量以超过凝胶表面 1～2 mm 为宜。

（f）核酸样品 5 μL 中加入约 1 μL 的加样缓冲液（loading buffer），用加样器轻轻混合均匀。

（g）用加样器吸取样品，轻轻加入到凝胶的样品孔中。

（h）根据指示剂迁移的位置判断是否终止电泳，如可以终止，则切断电源取出凝胶。

（i）将凝胶放入含 EB 的溶液，约 10 min，在凝胶成像仪中观察并记录结果。

（j）结果判定：根据分子量标准，对 PCR 扩增的条带大小进行判定。如果条带分子量与预期片段大小相同（约 330 bp），则可判为麻疹病毒核酸检测阳性。

方法点评：该方法是一种检测麻疹病毒核酸的经典成熟的方法，可用于对麻疹疑似病例的实验室诊断，有核酸检测能力和/或有资质的实验室均可开展。

3. 荧光定量 RT-PCR

（1）引物探针序列见表 2 - 2 - 6。

表 2 - 2 - 6　引物探针疗列

引物名称	引物序列（5′→3′）
MV-N3-for	TGGCATCTGAACTCGGTATCAC
MV-N3-rev	TGTCCTCAGTAGTATGCATTGCAA
MV-N3-pro	5′ - FAM CCGAGGATGCAAGGCTTGTTTCAGA - 3′BHQ1

（2）操作步骤

试剂盒：反应体系共 25 μL，模板量可根据样本情况自行决定（临床标本通常使用 4 μL 模板量），不够部分以水补足。如选用另外试剂盒，反应体系及条件随之变化。

反应体系配制：从试剂盒中取出相应的试剂，反应液在室温融化后，瞬时离心，按 $n+1$ 配制反应体系（n = 样本数 +1 管阳性对照 +1 管阴性对照），每个测量反应体系配制如下表 2 - 2 - 7。

表 2-2-7 反应体系配制

体系组成	1 份样品的量/μL
2 × one-step RT-PCR buffer	12.5
Ex *Taq* HS	0.5
RT-Enzyme mix Ⅱ	0.5
MV-N3-for（7.5 μM）	1
MV-N3-rev（7.5 μM）	1
MV-N3-pro（2.5 μM）（FAM 荧光素标记）	1
H_2O	3.5
RNA 模板	5

荧光 RT-PCR 扩增条件如下：首先 42 ℃ 5 min，接着 95 ℃ 10 s，然后 95 ℃ 5 s、55 ℃ 30 s 扩增 40 个循环，读荧光。

对照设置。阴性对照：核酸提取时以灭菌双蒸水代替标本。阳性对照：提取好的阳性核酸作为模板 RNA。

分析条件设定和结果判断：阈值设定原则以阈值线刚好超过正常阴性对照扩增曲线的最高点，结果显示阴性为准，或可根据仪器噪音情况进行调整。

Ct 值（cycle threshold，循环阈值）无数值的标本为阴性样本。*Ct* 值 ≤35.0 的样本为阳性。*Ct* 值 >35.0 的样本建议重做。重做结果无数值者为阴性，否则为阳性。

方法点评：该方法是一种检测麻疹病毒核酸经典成熟的方法，是《麻疹诊断标准》中的检测方法，可用于对麻疹疑似病例的实验室诊断，有核酸检测能力和/或有资质的实验室均可开展。

三、支持文件

《中国麻疹实验室网络实验技术标准化培训班操作手册》2007 年第 2 版。

（张　燕）

第三章 风 疹 病 毒

第一节 基 本 特 征

风疹病毒是一种轻型出疹性疾病的病原体，伴有低热、淋巴结肿大和一过性斑丘疹。18 世纪早期，德国内科医生 de Bergan 首先对这种疾病进行了描述，称之为德国麻疹，认为该病是由副黏病毒科麻疹病毒引起的较为严重的出疹性疾病的一种轻型形式。1914 年，Hess 以猴子为模型进行动物实验研究了病毒病原学。1938 年，Hiro 和 Tosaka 通过使用来源于急性患者的滤过鼻洗液感染儿童使之患病，从而证实了病毒的病原学。风疹一直被认为是一种症状较麻疹轻的病毒性感染，直到 1941 年，澳大利亚眼科医生 Norman Gregg 报告了先天性白内障和妊娠期感染风疹病毒之间的关系。随后，证实了风疹病毒可以引起先天性风疹综合征（congenital rubella syndrome，CRS），症状通常包括白内障、心脏疾病和耳聋等。正是由于这个重大发现，人们提出了病毒致畸的理论，并推动了减毒疫苗的发展进程。

一、病原学特征

风疹病毒是披膜病毒科（Togaviridae）风疹病毒属（*Rubivirus*）的唯一成员。与甲病毒属关系最密切，如东方和西方马脑炎病毒。风疹病毒呈圆形，直径为 60～70 nm，由二十面体的核衣壳组成，包含单股正链核糖核酸（ribonucleic acid，RNA）基因组，周围包绕着一层类脂囊膜。风疹病毒有 3 个结构蛋白，E1 和 E2 蛋白位于包膜上，衣壳蛋白或 C 蛋白位于核心，包绕着 RNA。膜蛋白（E1 和 E2）是糖蛋白，以二聚体形式存在，形成突出于病毒毒粒表面的 6～8 nm 刺突。

风疹病毒基因组全长约 9 762 个核苷酸（nucleotide，nt），基因组中鸟嘌呤（guanine，G）和胞嘧啶（cytosine，C）核苷酸的比例约占全部核苷酸的 69%，是迄今为止已知的 RNA 病毒中含量最高的。基因组中存在 2 个不重叠的开放读框（open reading frames，ORFs），以长约 123 个核苷酸的非编码区相隔。5′端 ORF 编码两个非结构蛋白 P150 和 P90，参与病毒的复制；而 3′端的 ORF 中基因的排列顺序为 5′– C – E2 – E1 – 3′，在翻译的同时被细胞信号肽酶切割成 C、E2 和 E1 蛋白，是病毒的结构蛋白。其中，C 蛋白含有约 300 个氨基酸（amino acid，aa），蛋白上的 RNA 结合结构域可与基因组

RNA 结合形成核衣壳；E2 蛋白含有约 282 个氨基酸，在氨基酸组成中半胱氨酸残基丰富（14 个），蛋白质可通过链内和链间的二硫键形成稳定的 E1/E2 异源二聚体，利用 E2 蛋白上的靶信号将异源二聚体转运至高尔基体，并进一步组装成病毒颗粒；E1 基因全长 1 443 个核苷酸，编码 481 个氨基酸，为 I 型跨膜蛋白，有 3 个潜在的 N - 型糖基化位点［天冬酰胺（asparaginate, Asn）- X - 丝氨酸（serine, Ser）/苏氨酸（threonine, Thr）］，分别位于 Asn76、Asn177 和 Asn209，且具有重要的中和抗原决定簇和血凝抑制活性，血凝抑制位点和中和位点与 E1 基因编码的 208～239 氨基酸相关，抗原表位位于 E1 基因编码的 245～284 氨基酸上。

风疹病毒只有 1 个血清型，但有多个基因型。WHO 将 E1 基因的 739 个核苷酸（nt 8 731～nt 9 469，E1 基因编码氨基酸 aa 159～aa 404）作为基因型划分和常规分子流行病学研究的标准靶核苷酸，并将全球流行的风疹病毒分为 2 个进化枝（Clade 1 和 Clade 2）共 13 个基因型，其中 Clade 1 包括 6 个基因型（1B、1C、1D、1E、1F、1G、1H、1I 和 1J）和 1 个临时基因型（1a），Clade 2 包括 3 个基因型（2A、2B、2C）。其中，1E 和 2B 基因型呈现出全球流行。2 个进化枝在核苷酸水平上差异为 8%～10%。根据 WHO 推荐用于风疹病毒分子流行病学分析的最短核苷酸序列（739 个核苷酸），待鉴定的风疹毒株与 WHO 参考株进行序列比对并构建基因亲缘性关系树，通过这种方法可以确定该风疹病毒的基因型。不同风疹病毒基因型具有各自的地理分布特征，不同地区有该地区流行的本土流行株或优势流行株，同时，风疹病毒流行也和年代有一定的相关性。根据我国 1979—2012 年风疹病毒的分子流行病学研究，发现至少有 5 个基因型（1a、1E、1F、2A、2B）曾在中国流行，而近几年的研究结果表明，1E 基因型逐渐成为我国优势流行基因型，而 2B 基因型自 2011 年以来在我国有逐渐蔓延的趋势。

风疹病毒对温度敏感，但是较麻疹病毒有更好的热稳定性；病毒可以分别在56 ℃ 30 min、70 ℃ 4 min 和 100 ℃ 2 min 的条件下灭活。如果冻存于 - 20 ℃，病毒滴度下降很快，但是病毒在 - 60 ℃ 或更低的温度和带有稳定剂的冷冻干燥状态下比较稳定。如果使用蛋白来稳定，它可以反复冻融而滴度不会下降。脂溶剂、弱酸和弱碱、紫外线可以灭活风疹病毒。风疹病毒对多种消毒剂也比较敏感，1% 次氯酸钠、70% 乙醇和甲醛均可将其灭活。

二、临床表现

风疹具有中度的传染性，在刚出疹时传染性较大，而在出疹前 1 周至出疹后5～7 天或更长时间也都有传染性。CRS 患儿在出生后 1 年内都可以排出病毒。目前还无证据表明疫苗病毒可以传播给接触者。

风疹病毒通常感染儿童和青少年，约 50% 风疹病毒感染者为亚临床感染，只有通过实验室诊断才能证实。当出现症状时，通常比较轻微，主要临床症状包括淋巴结发炎和斑丘疹，还可能伴随轻微的卡他症状。淋巴结肿大（淋巴结病）出现在出疹前 5～7 天至出疹后 2 天。尽管这些症状不是风疹的特异症状，但淋巴结病是比较重要的，因为与其他出疹性疾病如麻疹相比，风疹感染后淋巴结病持续时间更长，可以达到数周。

　　风疹的潜伏期平均为 14～18 天（范围 12～23 天）。在青少年和成年人中，风疹病毒感染可以在出疹前 1～5 天出现一个短暂的前驱期，但儿童不会发生。在儿童中，出疹通常是出现的第一个症状。前驱症状通常表现为低热、头痛、身体不适、食欲不振、轻型结膜炎、鼻炎、咽喉痛、咳嗽和枕骨下、关节后和颈部淋巴结出现淋巴结病。在感染后 14～18 天，开始出现斑丘疹（为散在的粉红色皮肤疹）。皮疹可能比较难以看出来，开始于面部和颈部，随后迅速向下扩散至躯干和四肢，在之后的 1～3 天内褪去，偶尔会有瘙痒。关节疼痛和暂时的关节症状在儿童中不常见，但常见于成年人，特别是妇女。

　　先天性风疹综合征是风疹最严重的危害。在妊娠期前 3 个月胎儿感染风疹病毒可以导致早产、流产、死产或多种缺陷，事实上，所有器官系统都会受到影响。耳聋是最常见且经常是 CRS 的唯一症状。当发生了胎儿感染而无出生缺陷，这种情况被认为是先天性风疹感染（congenital rubella infection，CRI）。妊娠期风疹病毒感染造成先天性缺陷的概率为 10%～90%。这些缺陷的严重性和特性取决于感染发生时胎儿的孕龄。最危险的时间是在妊娠期的最初 12 周，在妊娠期 20 周后感染很少发生缺陷。

三、流行病学特征

　　除了一些国家已经消除风疹外，风疹呈全球性分布。它通常也有季节性分布的特点（如温带地区发病高峰在冬季末期和春季），流行周期为 5～9 年。然而，不论是发展中国家还是发达国家，风疹流行的范围与周期是有所不同的，那些妊娠期妇女风疹易感率较高的国家，CRS 的发生率最高。CRS 发病率在流行期为 1‰～4‰活产儿。在我国，根据 1991—2002 年哨点监测数据来看，1993—1994 年以及 2001 年是我国风疹流行的高峰，因此在我国每 5～7 年就有一次风疹的流行。自 2004 年将风疹纳入疾病监测信息报告管理系统以来，风疹报告发病率呈现逐年上升趋势，2008 年达到了 9.11/10 万，之后发病率逐渐下降，2013 年达到了近几年的最低水平（1.31/10 万）。每年的 4—5 月为风疹发病高峰期；西部地区省（自治区、直辖市，下同）发病明显高于中、东部地区省份，一些西南地区省份和流动人口较多的东部省份发病也较高。在发病年龄上，15 岁以下儿童病例比例最高，其中以学校暴发疫情的病例为主。而 2004 年至今，东部地区风疹发病 15 岁以下儿童构成比下降明显，而 15～35 岁人群发病构成比呈快速上升趋势，因此 CRS 发生的危险大大增加。2008 年，风疹疫苗纳入我国扩大的免疫规划，对适龄儿童进行免费接种，疫苗的纳入可能会打破风疹的自然流行规律，但是如果儿童的疫苗免疫覆盖率不高，就会导致发病年龄后移，从而导致 CRS 的发病率增高。

参考文献

［1］Frey T K. Molecular biology of rubella virus［J］. Adv Virus Res, 1994（44）：69 -
160.

［2］Chen M J. Molecular virology of rubella virus［M］// Banatvala J, PeckhamC. Rubella

Viruses. Oxford: Elsevier, 2007: 1 – 18.

[3] Chaye H I, Chong P, Tripet B, et al. Localization of the virus neutralizing and hemagglu-tinin epitopes of E1 glycoprotein of rubella virus [J]. Virology, 1992, 189 (2): 483 – 492.

[4] WHO. Rubella virus nomenclature update: 2013 [J]. Wkly Epidemiol Rec, 2013, 88 (32): 337 – 343.

[5] WHO. Manual for the laboratory diagnosis of measles and rubella virus infection [EB/OL], 2nd ed. http: //www. who. int/iris/handle/10665/70211.

[6] Katow S. Rubella virus [M]// Yu V L, et al. Antimicrobial therapy and vaccines, 2nd ed. New York: Apple Trees Productions, 2002: 1413 – 1421.

[7] Zhu Z, Cui A, Wang H, et al. Emergence and continuous evolution of genotype 1E rubella viruses in China [J]. J Clin Microbiol, 2012, 50 (2): 353 – 363.

（朱　贞）

第二节　检　测　技　术

一、生物安全要求

在 BSL-2 级生物安全实验室的生物安全柜中进行操作。

二、风疹病毒实验室检测技术

（一）细胞培养

1. 配液

（1）碳酸氢钠（NaHCO$_3$）溶液。碳酸氢钠（NaHCO$_3$）7. 50 g 溶于 50 mL 蒸馏水中，充分溶解后再加蒸馏水补至 100 mL, 121 ℃ 15 min 高压灭菌。

（2）抗生素。将 1×10^6 U 的结晶青霉素 G 和 1 g 链霉素硫酸盐溶于 100 mL 无菌 PBS 中，过滤除菌后分装，贮存在 –20 ℃。用时在 100 mL 培养液中加入 1 mL 母液，使终浓度每毫升含青霉素 100 U、链霉素 100 μg 即可。

（3）遗传霉素（G-418）。溶解 1 g G-418 于 20 mL 无菌去离子水中，配成贮存浓度为 50 mg 的溶液，通过滤膜过滤（孔径 0. 22 μm），分装后 –20 ℃ 保存。使用时，加入 4 mL 贮存浓度为 50 mg/mL 的溶液于 500 mL DMEM 中，使终浓度为 400 μg/mL。

（4）胰蛋白酶。溶解 1∶250 胰蛋白酶于 400 mL 无钙离子、镁离子的 PBS 中，36 ℃ 电磁搅拌 30 min，通过滤膜过滤（孔径 0. 22 μm），分装后 –20 ℃ 保存。

（5）DMEM 生长液（GM）与 DMEM 维持液（MM）（表 2 - 3 - 1）。

表 2 - 3 - 1 DMEM 生长液和 DMEM 维持液的配制

试剂	GM/mL	MM/mL
DMEM［4 500 mg/L 葡萄糖（高糖）］	85	93
L - 谷氨酰胺 200 mM	1.0	1.0
胎牛血清	10.0	2.0
NaHCO₃ 溶液（7.5%）	2	2
双抗溶液	2.0	2.0
G-418（50 mg/mL）	800 μL（终浓度为 400 μg/mL）	800 μL（终浓度为 400 μg/mL）

（6）乙二胺四乙酸（versene）。溶解 0.1 g versene 于 10 mL 蒸馏水中，以每小瓶 0.5 mL 的容量分装于密封瓶中，10 磅高压（103.4 kPa）15 min 灭菌，室温保存。用时加 0.4 mL 该溶液于 20 mL 不完全 PBS 中，配成终浓度为 0.02% 的溶液。

（7）病毒运输液。

1）HEPES 缓冲液配制的 Hanks' 基础盐溶液 pH 7.4（商业供应的通常为 10 倍浓度）：牛血清白蛋白 2.0 mg；青霉素/链霉素 1.0 mL；0.4% 酚红 0.2 mL。在 100 mL 蒸馏水中溶解 2.0 mg 牛血清白蛋白。在 90 mL 蒸馏水中加入 10 mL Hank's BSS，然后加入 10 mL 牛血清白蛋白溶液和 0.2 mL 酚红溶液，过滤消毒。加 1 mL 双抗溶液。分装到无菌管中，于 4 ℃ 储存。

2）维持液 +10% 双抗溶液。

2. 细胞传代

（1）所需仪器及物品：显微镜、洁净工作台、孵箱；长满单层的 Vero/SLAM 淋巴信号激活因子转染的 SLAM 或 Vero 细胞（不可使用已长满超过 2 周的细胞）；细胞培养管，培养瓶（25 cm²）；无菌吸管（1 mL、5 mL、10 mL）；1 000 μL 吸头、1 000 μL 移液器；记号笔、废液缸。

（2）所需试剂：DMEM［4 500 mg/L 葡萄糖（高糖）］；左旋谷胺酰胺；抗生素（100×），包括 10 000 U/mL 青霉素和 10 000 μg/mL 链霉素；胰酶 - EDTA，包括 0.25% 胰酶和 0.02% EDTA；胎牛血清。

（3）操作步骤。

1）打开洁净工作台的风扇和光源，将前玻璃窗打开至安全位置，将所需物品放到工作台里。

2）检查细胞的质量（如是否为长满单层的健康细胞），并观察是否有污染，写上实验者的名字。

3）轻轻倒掉细胞培养瓶内的生长液，轻轻加入 3 mL versene 液，清洗融合成单层的细胞。倒掉 versene 液，重复操作 1 次。

4）将胰酶－EDTA（0.25% 胰蛋白酶 1 mL 和 1∶5 000 EDTA 溶液 5 mL 混合）加入细胞单层，使消化液均匀地分布在细胞层上（一个 25 cm² 培养瓶用 2～3 mL 消化液即可）。

5）把培养瓶放到 37 ℃ 孵箱，约 5 min，当在显微镜下观察细胞变圆时，将液体倒入废液缸。用手掌轻拍培养瓶，使细胞自瓶壁脱落。在等待的时候，准备好细胞瓶（T25 cm²）、斜面试管和 48 孔板。

6）按事先定好的分瓶比例，通常是将 1 瓶细胞分成 3 瓶（1∶3），所以用 30 mL 生长液重悬细胞（一个 T25 cm² 培养瓶加入 10 mL 生长液即可），生长液中的血清可终止胰蛋白酶的作用。用无菌吸管轻吹细胞悬液数次，直至细胞团被吹散，注意不要产生过多气泡。取 10 mL 移至 T25 cm² 培养瓶中，用于细胞观察和冻存；分别取 1.5 mL 悬液至 2 个斜面试管中，其中 1 个试管用于接种风疹病毒，另 1 个试管用于细胞对照。

7）在细胞培养瓶上标明实验者的姓名、细胞名称、传代日期及细胞代数；在斜面试管上标明传代日期。

8）盖紧细胞培养瓶或培养管的盖子，置于 37 ℃ 孵箱培养。

9）将各项物品拿出洁净工作台，放回原位。

10）关闭日光灯，打开紫外线灯（不要直视紫外线灯），保持风扇运转数分钟后，关闭风扇。

11）细胞一般 3 天左右将长成单层，通常每 5～7 天传代一次，可按经验定分瓶比例。

方法点评：

1）可以使用 Vero/SLAM 或 Vero 细胞进行风疹病毒分离。其中 Vero/SLAM 是一种转基因细胞，是日本学者将人麻疹病毒特异性受体——SLAM 受体基因转移到正常 Vero 细胞中，使其表达 SLAM 受体，所以它可以同时表达 CD46 和 SLAM 受体，对麻疹病毒疫苗株、实验室适应株和麻疹野毒株均较敏感。WHO 也对该细胞是否能进行风疹病毒分离进行了评估，发现 Vero/SLAM 细胞对风疹病毒分离的敏感性与 Vero 细胞相当，因此，Vero/SLAM 细胞也可被麻疹网络实验室同时用来分离风疹病毒。

2）为了保证病毒分离的敏感性，推荐细胞的使用代数为 15 代，之后须丢弃细胞，如仍要进行风疹病毒分离，必须重新复苏细胞。平时要注意做好细胞传代记录，同时要做好主细胞库的保存。

3）对于 Vero/SLAM 或 Vero 的细胞培养是一种经典成熟的方法，需要有经验的工作人员操作。

（二）病毒分离

（1）显微镜下观察单层细胞（Vero/SLAM 细胞系），以确保细胞是健康的。一个合适的单层细胞会在传代后 2～3 天内形成。

（2）倒掉生长液。

（3）每一份标本接种 1 支 Vero/SLAM 细胞的斜面试管，正确标记每支试管（包括标本的编号、日期、传代数）。

（4）对每一种细胞标记 1 管作为阴性对照。

（5）每支试管接种 0.2 mL 的咽拭子标本悬液，37 ℃吸附 2 h。

（6）为防止标本对细胞产生毒性反应，弃标本液，加入 1.5 mL 维持液，置 35 ℃孵箱静止培养。

（7）使用标准或倒置显微镜每天观察细胞管，观察标本是否对细胞有毒性。

（8）风疹病毒在 Vero/SLAM 或 Vero 细胞上通常无病变，培养 7 天后收获，于 -70 ℃冻存。

（9）阴性对照在丢弃之前要至少观察 14 天。

（10）用 RT-PCR 法鉴定是否分离到风疹病毒。

（11）病毒传代：同步骤（1）～（8），至少再盲传二代，每代病毒分离物于 -70 ℃冻存。

方法点评：使用 Vero/SLAM 或 Vero 细胞进行病毒分离是一种经典成熟的方法，是WHO《麻疹和风疹病毒感染的实验室诊断手册》中的标准检测方法，可用于对风疹疑似病例的实验室诊断，需要有经验的工作人员进行操作。

（三）血清学检测

1. 检测风疹 IgM 抗体（以维润试剂为例）

（1）RF 吸附。

1）取血清标本 10 μL 加到含 500 μL 标本稀释液的 EP 管中，振荡混匀。

2）从混匀稀释液中取 100 μL 加到一新 EP 管中，分别再加入 40 μL 的 RF 吸附剂（T4）和 60 μL 标本稀释液，振荡混匀，血清终稀释浓度 1∶100。

3）于室温吸附 15 min 或 4 ℃过夜。

（2）上样。

将微孔条放到板框上，并按表 2-3-2 上样，每孔 100 μL。

表 2-3-2　血清标本上样示例

A	BLK	Sample 2007005						
B	Negative Control	Sample 2007006						
C	Standard Serum	Sample 2007007						
D	Standard Serum	Sample 2007008						
E	Sample 2007001	Sample 2007009						
F	Sample 2007002	Sample 2007010						
G	Sample 2007003	Sample 2007011						
H	Sample 2007004	Sample 2007012						
	1	2	3	4	5	6	7	8 9

（3）孵育。

1）将样品于湿盒内（37±1）℃孵育（60±5）min。

2）孵育后以洗液缓冲液洗涤板孔（使用自动洗板机或手工洗板）：吸去或甩去洗液；每孔内加入300 μL洗液；吸去或甩去洗液；重复洗涤过程3次（共4次）；将微孔板翻转过来在纸巾上拍打，使微孔中不再含有液体。

3）加入酶标记抗体：于相应孔内（底物空白除外）加入100 μL IgM酶标记抗体。

4）湿盒内（37±1）℃孵育（30±1）min。

5）孵育后，以洗液清洗板孔（洗涤方法见上文）。

6）加入底物：于每孔内加入100 μL底物溶液（包括底物空白孔）。

7）湿盒内（37±1）℃孵育（30±1）min。

8）终止反应：每孔内加入100 μL终止液，轻微振荡微孔板以混合溶液。

（4）读取吸光度。以底物空白为空白对照液，60 min内读取405 nm的OD值，建议参考波长范围为620～690 nm（如650 nm）。

（5）质控标准。

1）底物空白的OD值必须小于0.25。

2）阴性对照必须为阴性。

3）ELISA定量试验。标准血清的平均OD值必须在有效范围内，此范围已在试剂盒专用的质量控制证书中给定（减去底物空白之后）。

4）ELISA定性试验。阳性对照的平均OD值必须在有效范围内，此范围已在试剂盒专用的质量控制证书中给定（减去底物空白之后）。

如果未达到以上标准，则试验无效且必须重做。

（6）结果判定。

每个试剂盒内均备有一个标准曲线和一个评估表，因而每一个OD值都可得到一个抗体活性值。标准血清的参考值和有效范围已在评估表格（质量控制证书）中给定。

所有的OD值在评估前必须先减去空白（A1）。

方法1：定性评估。

为确定有效范围的上下限数值，请将已测得标准OD平均值与质量控制证书上给出的数据相乘（见专用公式），举例说明：

临界值上限 $OD = 0.502 \times MW$

临界值下限 $OD = 0.352 \times MW$

MW为平均消光度值，如果得到的标准血清的平均消光度值是0.64，那么上下限数值的范围即为0.225～0.321。

方法2：定量评估抗体活性。

计算标准血清2个OD值的平均值，并检查其是否在给定的有效范围内。然后，根据标准血清的平均OD值在下表中确定对应的数据栏。用已测得的患者样品OD值查出IU/mL或U/mL栏中对应的抗体活性。

例如，标准血清/OD范围见表2-3-3。

表2-3-3 定量评估抗体活性

	0.57～0.61	0.62～0.65	IU/mL 或 U/mL
其他	< 0.06	< 0.07	<5
		0.07～0.12	5～10
		0.13～0.22	11～19
		0.23～0.32	20～30
		0.33～0.40	31～40

若测得的标准血清平均消光度值为0.64，则对应表中 OD 值0.62～0.65 一栏中的数据。如果患者血清样品的 OD 值为0.23，对应的抗体活性范围应是20～30。

赛润 ELISA classic 风疹病毒 IgM 活性的计算。阳性结果：>15 U/mL；临界值结果：10～15 U/mL；阴性结果：<10 U/mL。

针对临界值结果的样品，应在1～2周后对相应的患者再取样，重新检测。

方法3：利用 SERION easy base 4PL 软件/SERION 评估软件进行自动评估。

输入4个参数和标准血清的参考数值后，联机软件能立即自动计算出样品的抗体活性。

2. 间接 ELISA 法检测风疹 IgG 抗体

（1）用途：本试剂用于检测风疹 IgG 抗体。

1）人群抗体水平测定：1∶20、1∶80、1∶320、1∶1 280。

2）人群抗体阳性率测定：1∶20、1∶80。

3）疫苗的初免效果观察：免疫前1∶20，免疫后1∶20～1∶1 280，再免抗体测定免前也为1∶20～1∶1 280。

4）风疹患者诊断：急性期为1∶20～1∶1 280；恢复期亦同。双份血清抗体相差为4倍可诊断。

（2）所需要的材料和仪器：包被液、稀释液、洗液，风疹抗原、对照抗原、抗人 IgG 酶结合物、风疹 IgG 阳性血清，96孔血清培养板，1.5 mL 离心管、5 mL 试管，20 μL、200 μL、1 000 μL 吸尖及移液器，标记笔、废物缸，洗板机、酶标仪、37 ℃水浴锅。

（3）操作步骤。

1）包被。用包被液分别将病毒抗原和对照抗原稀释至1∶20，包被病毒4孔和细胞对照4孔，每孔100 μL，留1个空白孔不包被，调零用。放4 ℃过夜。次日，弃去抗原液，洗3次，拍干。

2）加待检血清。用2% 牛 NS-T 稀释液稀释待检血清。每份血清分别按不同的稀释度加入对照孔中，每孔100 μL。

3）加入抗人 IgG 酶标记物。用稀释液按标签所示工作浓度将酶稀释，加入板中，每孔100 μL，放37 ℃ 1～5 h。弃去未结合的酶标记物，洗3次，拍干。

4）加底物液。每孔加底物液100 μL，包括空白孔。37 ℃或室温避光放置5～20 min，当阳性对照血清达 1∶80，病毒孔明显显色对照孔未显色时，加入 2 mol/L H_2SO_4，每孔 50 μL（包括空白孔），反应终止。

（4）结果判定。

1）逐孔测定 OD 值或目测。

2）用酶标仪测定。调空白孔值为零后，逐孔测定待检血清及阳性对照的 OD 值。

$$P/N = \frac{\text{病毒孔 } OD \text{ 值} - \text{空白孔 } OD \text{ 值}}{\text{细胞孔 } OD \text{ 值} - \text{空白孔 } OD \text{ 值}} = 2.1，\text{为阳性。}$$

P/N 为临界值，P 为病毒孔 OD 值，N 为细胞孔 OD 值。

每份血清每个滴度的病毒孔 OD 值与相应细胞孔 OD 值之比为 2.1，即为阳性（细胞孔 OD 值 < 0.05 时按 0.05 计算）。

IgG 不做阴性血清对照，只做 1 份阳性血清对照，做多块板时，其中 1 块做阳性对照即可。血清抗体滴度为阳性孔最高血清稀释度的倒数。

方法点评：该方法是一种成熟的检测风疹病毒 IgM 和 IgG 抗体的方法，是 WHO 《麻疹和风疹病毒感染的实验室诊断手册》中的标准检测方法，可用于对风疹疑似病例的实验室诊断，操作简单，适用于具有 ELISA 检测能力的实验室。

（四）风疹病毒核酸检测

1. 核酸制备

取不少于 200 μL 的临床标本或病毒分离物，使用 RNA 提取试剂盒提取 RNA，提取的 RNA 于 −20 ℃ 以下保存。长期保存最好于 −70 ℃ 条件下保存。阳性对照和阴性对照同时参与 RNA 的提取过程。

2. 荧光定量 RT-PCR 法快速检测风疹病毒核酸

（1）试剂盒：TaKaRa one step PrimeScript™ RT-PCR kit（Perfect Real Time），Cat Lot：DRR064A。

（2）引物探针序列。

RV11：5′ – CAACACGCCGCACGGACAAC – 3′；

RV12：5′ – CCACAAGCCGCGAGCAGTCA – 3′；

RV12-2：5′ – CCACGAGCCGCGAACAGTCG – 3′；

RV-probe：5′ – AGGTCCAGGTCCCGCCCGAC – 3′，（5′ – FAM，3′ – BHQ1）。

（3）反应体系的配制（表 2 – 3 – 4）。

表 2 – 3 – 4　反应体系的配制（25 μL）

体系组成	体积/μL
2 × PCR 缓冲液	12.5
EXTAQHS	0.5
RT-Enzyme	0.5
RV-FAM-Probe（2.5 μM）	1

续表 2 - 3 - 4

体系组成	体积/μL
Forward primer RV11（12.5 μM）	1
Reverse primer RV12（12.5 μM）	1
Reverse primer RV12-2（12.5 μM）	1
H_2O	2.5
RNA	5

（4）反应条件：42 ℃ 30 min，95 ℃ 2 min、95 ℃ 15 s、60 ℃ 1 min 40 个循环。

3. 对照设置

阴性对照：核酸提取时以灭菌双蒸水代替标本。

阳性对照：提取好的阳性核酸作为模板 RNA。

4. 结果分析条件设定和结果判断

阈值设定原则以阈值线刚好超过正常阴性对照扩增曲线的最高点为最佳，结果显示阴性为准，或可根据仪器噪音情况进行调整。

Ct 值无数值的标本为阴性样本。Ct 值≤35.0 的样本为阳性。Ct 值 >35.0 的样本建议重做。重做结果无数值者为阴性，否则为阳性。

方法点评：该方法是一种检测风疹病毒核酸经典成熟的方法，是 WHO《麻疹和风疹病毒感染的实验室诊断手册》中的标准检测方法，可用于对风疹疑似病例的实验室诊断，有核酸检测能力和/或有资质的实验室均可开展。

三、支持文件

《中国麻疹风疹实验室网络标准操作规程》2013 版。

（朱　贞）

第四章 肠道病毒

第一节 基本特征

肠道病毒（EV）是一大群通过粪—口途径传播，经过消化道感染的病毒。其感染虽然始于胃肠道，但很少引起这些部位的疾病。EV 属于小核糖核酸（ribonucleic acid, RNA）病毒科（Picornaviridae）肠道病毒属（*Enterovirus*），根据交叉中和试验可分为 62 个血清型（去除了部分重复命名的 EV），包括脊髓灰质炎病毒、柯萨奇病毒 A（coxsackie virus A，CVA）组和 B 组（CVB）、埃可病毒（enteric cytopathogenic human orphan virus，ECHOV，引起细胞病变的人肠道孤儿病毒）和新型 EV。1969 年以来，陆续分离出一些抗原性不同于已有病毒的 EV 新型，原有的以组织培养和乳鼠中增殖的分类方法难以继续应用。1976 年国际病毒分类委员会决定，从 EV68 型开始，所有新发现的 EV 都以数字序号表示，统称为"（新型）EV××型"。截至目前，根据 VP1 编码区核苷酸分类，共发现 114 种 EV。尽管 EV 经过消化道侵入机体，先在肠道细胞内增殖，但所致疾病多在肠道外，包括中枢神经、心肌损害及皮疹等。

一、病原学

在发热伴出疹症候群中，引起手足口病（HFMD）的病原体主要为小 RNA 病毒科肠道病毒属的 CVA 组的 2、4、5、7、9、10、16 型，CVB 组的 1、2、3、4、5 型；部分 ECHO 和 EV-A71 型。最常见为 CVA16 及 EV-A71。EV 适合于在温暖、潮湿的环境中生存与传播。对外界有较强的抵抗力，对乙醚、去氯胆酸盐等不敏感，75% 乙醇、5% 来苏都不能将其杀灭。对紫外线及干燥敏感，各种氧化剂（高锰酸钾、漂白粉等）、甲醛、碘酒或 56 ℃ 30 min 都能将其灭活。但 1 mol 浓度二价阳离子环境可提高病毒对热灭活的抵抗力，病毒在 4 ℃ 可存活 1 年，在 −20 ℃ 可长期保存，在外环境中可长期存活。

EV-A71 病毒颗粒呈二十面体对称的球形结构，无包膜和突起。直径在 24 ~ 30 nm，核酸为单股正链 RNA。病毒粒子的衣壳由 VP1、VP2、VP3 和 VP4 共 4 种蛋白结构组成，其中 VP1 是主要的抗原决定因子，是中和抗体主要作用靶位。

EV-A71 基因组为 7.2 ~ 8.5 kb 核苷酸单股正链 RNA，基因组中仅有 1 个开放阅读框，编码含 2 194 个氨基酸的多聚蛋白，在其两侧为 5′和 3′非编码区，在 3′非编码区的末端含有一个长度可变的多聚腺苷酸尾巴（poly A）。该多聚蛋白可进一步被水解成 P1、P2、P3 前体蛋白。P1 前体蛋白编码 VP1、VP2、VP3、VP4 病毒外壳蛋白；P2 和 P3 前体蛋白编码 7 个非结构蛋白（2A～2C 和 3A～3D）。据推测，5′非编码区可能与病毒株的致病性有关。

根据 VP1 序列的差异可将 EV-A71 分为 A、B、C 三型，型内变异率＜12%，型间变异率为 16.5%～19.5%。各地流行的病毒株不同，其抗原性存在交叉反应。1970 年在美国加利福尼亚分离的 EV-A71 原型株（BrCr-Ca-70）属于 A 型；1972—1988 年在澳大利亚和美国以及 1994 年在哥伦比亚分离的 EV-A71 毒株属于 B 型。亚洲及太平洋地区近年来流行的 EV-A71 属于 B3、B4、C1 和 C2 型。

除了 EV-A71 外，CVA 是引起儿童 HFMD 的另一个主要病原。和 EV-A71 相似，CVA16 的病毒颗粒为二十面立体对称球形，直径为 23～30 nm，无包膜和突起，由核酸和蛋白质组成。其核酸是单股正链 RNA，全长约为 7 410 个核苷酸左右，具有感染性。CVA16 基因组只含 1 个大的开放读码框架（ORF），编码 1 个较长的多聚蛋白前体，在其两侧为 5′和 3′- 非编码区（UTRs），在 3′非编码区的末端含有 1 个长度可变的多聚腺苷酸尾巴（poly A）。前体蛋白由病毒编码的蛋白酶切割产生成熟蛋白，该 ORF 可依次分为 P1、P2 和 P3 共 3 个区，其中 P1 区编码病毒的结构蛋白 VP1～VP4，组成病毒衣壳。P2 和 P3 区编码非结构蛋白。VP1 区长 891 bp，编码含 297 个氨基酸残基的 VP1 蛋白，是病毒主要的中和抗原决定簇所在的部位，所以被普遍作为 EV 血清型的分型依据。同时，VP1 区的核苷酸序列也是 EV 基因分型的依据。5′和 3′非编码区中分别含有多肽翻译的起始信号和 RNA 合成的起始信号，VPg 蛋白通过其酪氨酸残基的羟基基团与 RNA 5′末端的 pUpU 形成的磷酸二酯键与基因组 RNA 结合。5′非编码区结构保守，所以是常被用作设计 PCR 引物的区域。

二、临床表现

感染 EV 后，大多数患者呈隐形感染状态；显性感染者可表现为轻度的发热，多在 38 ℃左右，发病同时或 1～2 天内出现典型的、分布在口腔黏膜的溃疡性疱疹及手、足、臀部的水疱样皮疹，一般无疼痛及痒感，约 1 周自愈，皮疹愈合后不留痕迹。但重症患儿可出现脑干脑炎、暴发性心肌炎、脑膜脑炎、急性弛缓性麻痹、肺水肿和肺出血导致死亡。虽然仅有少数患者发生上述严重并发症，但是一旦发生，病死率非常高，约 80% 患者可在发病后 24 h 内死亡。

单从症状上无法区别具体是何种 EV 感染，但往往 EV-A71 感染会比 CVA16 感染更易导致神经系统并发症，故而病情凶险，进展迅速，病死率高。但偶有 CVA16 感染致死报道。

对 1998 年台湾地区暴发、流行病例的研究发现，发热持续超过 3 天、体温超过 39 ℃、头痛、精神差、呕吐、惊厥和高血糖是发生中枢神经系统并发症的高危指标；高血糖、白细胞增多、肢体无力是发生肺水肿的高危因素；高血糖对预测发生肺水肿是最有意义的因素。新加坡通过比较 2000—2001 年当地暴发、流行时的死亡病例（7例）与非死亡患儿（131 例）之间的临床特征，发现死亡患儿具有较高的呕吐发生率，但是口腔溃疡的发生率低于非死亡患儿，并且非典型体征（包括心动过速、呼吸急促、低血压、高血压、胃肠道出血及神经系统异常）在死亡患儿中的发生率明显高于普通患儿。死亡患儿的白细胞数显著高于非死亡患儿。通过多因素分析发现，非典型体征、呕吐、白细胞增高、无口腔溃疡均为死亡病例的预测因素。总之，年龄较小，尤其是 7～12 月龄的患儿，如果出现持续发热、白细胞升高、呕吐、肢体无力、心动过速、呼吸急促及高血糖等症状、体征的患儿，要给予高度关注，此类患儿容易发展为重症患儿。

依据原卫生部《肠道病毒（EV-A71）感染诊疗指南（2008 年版）》和《手足口病预防控制指南（2008 年版）》，临床诊断需要根据流行病学资料、临床表现和一般实验室检查作为临床诊断依据。在临床诊断基础上，实验室检测病例符合下列条件之一者即为确诊病例：病原核酸检测阳性、分离出 EV、患者血清中特异免疫球蛋白（IgM）抗体检测阳性或 IgG 抗体≥4 倍或由阴性转为阳性。另外，在临床中还需要注意与水痘、风疹、疱疹性口炎、疱疹性咽峡炎等相区别。

对手足口病，目前尚无公认的特效治疗，抗生素治疗无效，对症和支持治疗是 HFMD 的主要治疗措施。目前全球尚无预防 EV-A71 感染的疫苗和公认的特效治疗药物，根据 EV-A71 流行的特点，其预防与控制措施主要是：加强监测，提高监测敏感性是控制本病流行的关键；采取个人、托幼机构及小学等集体单位、医疗机构等方面的综合预防措施是预防本传染病的关键。

三、流行病学

1. 流行概况

HFMD 是一种全球性常见传染病，世界大部分国家和地区均有此病流行的报道。1957 年新西兰首次报道，1958 年分离出 CV，1959 年国际上正式命名为"HFMD"，1972 年美国科学家证实 EV-A71 也可引起 HFMD。此后 EV-A71 感染与 CA16 感染交替出现，成为 HFMD 的主要病原体。

HFMD 分布广泛，无严格地区性。HFMD 全年均可发病，有明显的季节特点，以夏秋季多见。常从 3、4 月份增多，9 月以后减少。可出现间隔 2～3 年的周期性流行。本病常呈暴发或流行后散在发生，该病流行期间，幼儿园和托儿所易发生集体感染。家庭也有此类发病集聚现象。医院门诊的交叉感染和口腔器械消毒不严格，也可造成传播。天津市有 2 次较大流行，托幼机构儿童发病率明显高于散居儿童。家庭散发，常一家 1 例；家庭暴发，一家多人或小孩子与成人全部感染发病。此病传染性强，传播途径复杂，流行强度大，传播快，在短时间内即可造成大流行。

EV-A71 首次被认识是在 1969 年美国加利福尼亚发生的幼儿脑炎和无菌性脑膜炎的流行。过去 30 多年间曾经发生过 3 次大流行。1975 年，保加利亚、匈牙利相继暴发以中枢神经系统感染为主要特征的 EV-A71 流行，仅保加利亚就有超过 750 例病例，149

人致瘫，44 人死亡。20 世纪 90 年代后期，EV-A71 开始在东亚地区传播。1997 年，马来西亚发生了主要由 EV-A71 引起的 HFMD 流行，4—8 月共发生 2 628 例病例，仅 4—6 月就有 29 例患者死亡。死者平均年龄 1.5 岁，病程仅 2 天。1998 年 6—10 月在我国台湾地区的流行中，129 106 例发生了 HFMD 和红斑疹，其中严重病例 405 例，死亡 78 例，83% 死于肺水肿或出血，91% 的死亡患儿为 5 岁以下。在台湾分离出病毒的患者中，EV-A71 分离率为 48.7%，同时发现有相当数量患者为 CVA16 感染。目前，世界上几起严重的 HFMD 暴发流行均由 EV-A71 引起，而 CVA16 则极少导致 HFMD 的大规模暴发流行。

20 世纪 80 年代以来，我国北京、上海、河北、天津、福建、吉林、山东、湖北、青海、广东等十几个省（直辖市）都曾有发生 HFMD 的报道。2000 年 5—8 月，山东省招远市小儿 HFMD 暴发，该市医院接诊患儿 1 698 例，年龄最小的 5 个月，最大 14 岁，3 例合并暴发性心肌炎死亡。2007 年，全国共报告 HFMD 病例 83 344 例，死亡 17 例，仅山东省就报告了 HFMD 病例 39 606 例，北京、上海等大城市也有上万例 HFMD 病例报告。2008 年除安徽阜阳外，部分省份的 HFMD 疫情较 2007 年也有所上升。病毒分离和血清学实验研究表明，我国 1985 年以前 CVA16 是该病的唯一病原，近年的研究结果显示，尽管病原仍然以 CVA16 为主，但 EV-A71 在 HFMD 的病原学中占有越来越重要的地位。

2. 传染源和传播途径

人类是人 EV 的唯一自然宿主，因此患者和隐性感染者是 HFMD 的主要传染源。患者在发病前数天即有传染性，通常以发病后 1 周内传染性最强。患者疱疹液中的病毒含量大，破溃时病毒即溢出。咽部分泌物的排毒时间一般可持续 1～2 周，粪便 3～5 周。该病传播方式多样，以粪—口传播途径为主。主要是由于人接触了被患者或隐性感染者的粪便、咽部分泌物、疱疹液污染的毛巾、手绢、口杯、玩具、食具、奶具、床上用品以及内衣等，经口感染发病；也可通过呼吸道（飞沫、咳嗽或打喷嚏）传播；亦可经由接触患者皮肤水泡的液体而受到感染。HFMD 患者粪便污染环境水、蔬菜和海产品等，人食用也可引起感染。在发病前数天，患者喉咙部位与粪便就可发现病毒，此时即有传染力，通常以发病后 1 周内传染力最强。人对引起 HFMD 的 EV 普遍易感，各年龄组均可感染发病，但以隐性感染为主，隐性感染与显性感染之比约为 100∶1。由于机体受病毒感染后，产生的中和抗体可在体内存留较长时间，对同型病毒感染产生比较牢固的免疫力，因此，HFMD 的患者主要为学龄前儿童，尤其是 5 岁以下儿童，占发病数 90% 以上。而大多数成人可携带 EV 但不发病。1 岁以下的婴儿发生心肌炎、脑炎等重症的比例较 1 岁以上儿童高。

总而言之，HFMD 作为一种再发传染病对我国儿童的健康造成了严重的危害，积极开展监测，掌握我国 HFMD 的流行病学特点、病原分布及变迁情况，对发病机理、疫苗和快速检测试剂研发等方面开展深入研究，将对于此病的预防控制有重大意义。

参考文献

[1] 金奇. 医学分子病毒学 [M]. 北京：科学出版社，2001 年.

[2] Brown B A, Oberste M S, Alexander J P, et al. Molecular epidemiology and evolution of enterovirus 71 strains isolated from 1970 to 1998 [J]. J Virol, 1999 (73) 9969 – 9975.

[3] 扬帆，金奇，何雅青，等. 肠道病毒 71 型中国分离株全基因组核苷酸序列分析 [J]. 中国科学（C 辑），2001 (31): 163 – 167.

[4] McMinn P C. Phylogenetic analysis of enterovirus 71 strains isolated during linked epidemics in Malaysia, Singapore and Western Australia [J]. J Virol, 2001 (39): 7732 – 7738.

[5] Shih S R. Genetic analysis of enterovirus 71 isolated from fatal and non-fatal cases of hand, foot and mouth disease during an epidemic in Taiwan [J]. 1998, Virus Res, 2000 (31): 127 – 136.

[6] Ho M, Chen E R, Hsu K H, et al. The epidemic of enterovirus 71 infection in Taiwan 1998 [J]. N Engl J Med, 1999 (341): 929 – 935.

[7] 张寿斌，廖华，黄呈辉，等. 深圳 237 例手足口病肠道病毒血清型基因及临床特征 [J]. 中国当代儿科杂志，2008, 10 (1): 38 – 41.

[8] Lin T Y, Twu S J, Ho M S, et al. Enterovirus 71 outbreaks, Taiwan: occurrence and recognition [J]. Emerg Infect Dis, 2003, 9 (3): 291 – 293.

[9] Chang L Y, Lin T Y, Hsu K H, et al. Clinical features and risk factors of pulmonary oedema after enterovirus-71 related hand, foot, and mouth disease [J]. Lancet, 1999 (354): 1682 – 1686.

[10] Chong C Y, Chan K P, Shah V A, et al. Hand, foot and mouth disease in Singapore: a comparison of fatal and non-fatal cases [J]. Acta Pediatr, 2003 (92): 1163 – 1169.

[11] Cheng L Y, Hsla S H, Wu C T, et al. Outcome of enterovirus 71 infections with or without stage-based management: 1998 to 2002 [J]. Pediatr Infect Dis J, 2004 (23): 327 – 331.

（崔爱利）

第二节　检测技术

一、生物安全要求

在 BSL-2 级生物安全实验室的生物安全柜中进行操作。

二、肠道病毒（EV-A71/CVA16）实验室检测技术

（一）细胞培养

1. 细胞系的选择

人横纹肌肉瘤细胞（human rhabdomyosarcoma cell，RD）、人喉癌上皮细胞（human laryngeal carcinoma cell，Hep）-2 细胞系可支持人肠道病毒（EV-A71、CVA16）生长。

2. 试剂配制

生长液（GM）、维持液（MM）的配制见表 2-4-1。

表 2-4-1　生长液和维持液的配制

试剂	GM/mL	MM/mL
Eagle's 液（MEM）	84.5	91.5
L-谷氨酰胺（200 mM）	1.0	1.0
胎牛血清	10.0	2.0
7.5% $NaHCO_3$ 溶液	2.5	3.5
HEPES 溶液（1 M）	1.0	1.0
双抗溶液	1.0	1.0

3. 细胞传代

（1）检测仪器设备和材料。细胞培养瓶中有长满单层的 RD 细胞和 Hep-2 细胞（不可使用已培养 2 周以上的细胞）；显微镜、洁净工作台、孵箱；不完全 PBS［PBS（-）］、胰蛋白酶/EDTA、生长液；台盼蓝［Trypan blue，细胞计数时用，0.1% W/V 溶解于 PBS（-）］；细胞计数板、计数器；5 mL 小试管；细胞培养管和培养瓶（25 cm²）；无菌吸管；200 μL 吸尖、200 μL 移液器；记号笔、废液缸。

（2）操作步骤。

1）打开洁净工作台的风扇和光源，将前玻璃窗打开至安全位置，将所需物品放到工作台里。

2）检查细胞的质量（如是否为长满单层的健康细胞），并观察一下有无发生污染，同时写上实验者的名字。

3）在生物安全柜中用 PBS（-）清洗细胞 2 次。轻轻倒掉细胞培养瓶内的生长液，

轻轻加入 2ml PBS（-），用 PBS（-）轻洗融合成单层的细胞。倒掉 PBS（-），重复操作 1 次。

4）在生物安全柜中用胰酶/EDTA 处理细胞。将 2 mL 胰酶/EDTA（0.25% 胰蛋白酶和 1∶5 000 EDTA 溶液等量混合）加入细胞单层，使消化液均匀地分布在细胞层上（1 个 25 cm² 培养瓶用 2～3 mL 消化液即可），然后将液体倒入废液缸。

5）36 ℃ 孵箱中孵育约 5 min。把培养瓶放到 36 ℃ 孵箱，直至细胞从瓶上脱离。轻拍培养瓶几次也有助于细胞的分离，在倒置显微镜下检查细胞是否已全部脱落（全部脱落时细胞变圆）。在等待的时候，将 2 个 5 mL 小试管置于试管架上。

6）在生物安全柜中用生长液重悬细胞。用生长液重悬细胞（1 个 25 cm² 培养瓶加入 10 mL 生长液即可），生长液中的血清可终止胰蛋白酶的作用。用无菌吸管轻吹细胞悬液数次，直至细胞团被吹散，注意不要产生过多气泡。取 0.5 mL 悬液至 5 mL 小试管中，用于细胞计数。

7）细胞计数。

8）生长液稀释至所需的细胞浓度，判断标准可根据细胞计数法决定，当实验室引入新细胞系或新复苏的细胞传代时，务必使用细胞计数法决定，其余情况下可按照已经确定好的分瓶比例，通常可将 1 瓶细胞分成 4 瓶（1∶4）或更多瓶。

9）向新的细胞瓶中加入适量的生长液，并加入适量的细胞悬液。

10）在细胞培养瓶上标明实验者的姓名、细胞名称、传代日期及细胞代数。

11）盖紧细胞培养瓶或培养管的盖子，置于 36 ℃ 孵箱培养。

12）将各项物品拿出洁净工作台，放回原位。

13）关闭日光灯，打开紫外线灯（不要直视紫外线灯），保持风扇运转数分钟后，关闭风扇。

14）当细胞接近长满单层时（2～3 天）改换成维持液，经过细胞计数后确定分瓶比例，可以确定为日后传代的分瓶比例，通常每 5～7 天传代一次。

注意：不同类型培养器皿中 RD 细胞与 Hep-2 细胞近似的接种体积及接种细胞量见表 2-4-2。

表 2-4-2　不同类型培养器皿中细胞接种体积和接种细胞量

细胞培养器皿	近似的接种体积/mL	近似的接种细胞量（细胞总数）/个
125 mm×16 mm 细胞培养管	1	1×10^5
25 cm² 细胞培养瓶	10	1×10^6
75 cm² 细胞培养瓶	25	2.5×10^6

表 2-4-2 仅为不同大小的细胞培养瓶中需接种细胞悬液的体积和细胞总数的参考。但不同种类、不同批次细胞或培养液成分改变，都可能会导致最适的接种量有所不同，因而当引入新的细胞或培养液的主要成分有任何变化时，应使用细胞计数法来决定接种密度或分瓶比例。为病毒分离制备细胞培养管时应该使用细胞计数法，以确保单层细胞可维持 5～7 天，并且制备的不同批次的细胞性状相似（具有再现性）。

注意：由于实验室中维持着生长迅速的不同传代细胞系（RD 细胞和 Hep-2 细胞），则存在着它们之间交叉污染的可能性，但这个问题的存在经常被忽视。如果交叉污染发生在对不同病毒的敏感性差异很大的细胞系之间（如 RD 细胞和 Hep-2 细胞），无疑会影响到病毒分离结果的分析和解释。为将交叉污染的可能性降至最低限度，必须采用以下的简便的预防措施。

1）同一时间在一个生物安全柜里只能操作一种细胞。在操作结束后，移走柜内的细胞，用适当的消毒剂擦拭后须再运行 5 min，然后开始处理下一种细胞。

2）瓶装的或分装好的液体在细胞间不可混用。即用于 RD 细胞和 Hep-2 细胞操作的所有液体，尤其是生长液和维持液都必须分开使用，尽管它们的成分是一样的。

3）定期复苏细胞。不要使用连续培养 3 个月及以上的细胞，或复苏后传代 15 代以上的细胞（不论培养时间有多短）。

4）所有细胞培养器皿上必须标明细胞系名称、代数和传代日期，长期保存需置于液氮罐内。

4. 细胞计数

可用细胞计数板来精确计算细胞悬液中的细胞数，最重要的是用吸管多次吹打以分散细胞。

（1）在细胞计数板上放一块载玻片。

（2）在 5 mL 的试管中，取 200 μL 细胞悬液溶于 200 μL 的台盼蓝溶液（含 0.1% 台盼蓝的 PBS）中，无活性细胞被染成蓝色。

（3）使用 P-200 的吸头立即混匀，然后吸取足够容积的细胞悬液（大约 10 μL）加入到细胞计数板与盖玻片的空隙中。

（4）计数在细胞计数板的 4 个角区域的活细胞数量（包括实线的边缘），区域内的死细胞不计在内。

（5）注意：若细胞计数 < 50 则是不可靠的。如观察到明显的成团细胞，应重新悬浮细胞原液，重新计数。计算计数室 4 个角上正方形内活细胞的总数（注意：活细胞不会被台盼蓝染成蓝色）。

（6）用下列公式计算每毫升细胞悬液中活细胞的数量：

$$C_1 = t \, / 4 \times TB \times 10^4$$

式中：C_1 为每毫升内细胞原始浓度；

t 为 4 个区域内的所有活细胞的数量；

4 为每个区域内细胞数量的平均值校正值；

TB 为台盼蓝的稀释度校正值（等于 2）；

10^4 为细胞计数板的转换常数。

（7）计算稀释系数 d，得出每毫升内细胞工作浓度（C_2）：

$$d = \frac{C_2 \,（工作细胞浓度）}{C_1 \,（原始细胞浓度）}$$

注意：要使得结果有效，使用另一块细胞计数板进行计数，并计算 2 次计数的平均值，这 2 次计数的结果应该在 20% 的差异范围内。

5. 细胞冻存

(1) 所需仪器和其他物品: 长满单层的转人脊灰受体的小鼠细胞 (L20B 细胞或 RD 细胞) (不可使用已培养超过 2 周的细胞); 显微镜、洁净工作台; 生长液 (GM)、PBS (−)、胰酶/EDTA、台盼蓝 [0.1% (W/V) 溶解于 PBS (−)]; 含 20% (V/V) 胎牛血清和含 10% (V/V) 二甲基亚砜 (DMSO) 的生长液; 细胞计数板、计数器; 5 mL 试管 2 个、50 mL 离心管 1 个、管架; 10 mL 移液管、1 000 μL 和 200 μL 吸头、移液器; 冻存管、BICELL、25 cm² 细胞培养瓶; 记号笔、废液缸。

(2) 操作步骤。

1) 将所需物品移入洁净工作台中, 并运转洁净工作台。

2) 取一瓶生长良好的细胞 (生长迅速但未完全长满), 通过肉眼和显微镜检查细胞的形态, 然后写上实验者的姓名。

3) 用胰蛋白酶/EDTA 溶液消化细胞 (见本节 "细胞传代" 相关内容), 然后倒掉消化液。

4) 将细胞重悬于 10 mL 生长液。

5) 取 1 mL 细胞悬液至 5 mL 的试管中, 在另一个 5 ml 的试管中加入 200 μL 的细胞悬液和 200 μL 的台盼蓝溶液, 混匀。用细胞计数板计算细胞的数量, 计算密度达到 4×10^6 个/毫升。

6) 取 4×10^6 个细胞至 50 mL 的离心管中, 然后 1 000 r/min 离心 10 min。

7) 尽量弃去上清液, 用 1 000 μL 预冷的含 20% 胎牛血清和 10% (V/V) 二甲基亚砜的细胞生长液重悬沉淀细胞。

8) 分装细胞可用 1 mL 或 2 mL 的有外螺旋盖的冻存管 (标明实验者姓名、细胞种类、实验室、来源、传代数和冻存时间), 并且拧紧盖子, 适于在液氮内保存。

9) 缓慢地使细胞降温, 以每分钟降 1 ℃ 最为理想。将冻存管放入细胞用程序降温盒冻存盒 (BICELL) 中, 冷冻至 −80 ℃, 然后可以置入液氮中。

6. 细胞复苏

操作步骤:

1) 将所需物品放入洁净工作台中, 打开水浴箱至 37 ℃。

2) 从液氮或气态氮中取出小瓶/安瓶后, 立即放入 37 ℃ 水浴, 或最好放到盛有 37 ℃ 无菌水的烧杯中。

3) 当完全解冻后, 用 75% 乙醇擦拭小瓶/安瓶的表面, 以减少细菌污染。将细胞悬液转入细胞培养瓶中, 缓慢地逐滴加入 10 mL 生长液供形成细胞单层 (如果冻存的细胞浓度为 4×10^6 个/毫升, 则 1 mL 悬液中所含的细胞量就足以在 1 个或 2 个 75 cm² 的细胞培养瓶中培养), 若生长液加得太快将严重影响解冻细胞的生存能力。

4) 孵育至细胞贴壁 (6 ~ 8 h), 或 36 ℃ 过夜。

5) 小心地倾去培养液 (以除去剩余的 DMSO) 并加入新鲜的生长液。

6) 写上实验者的姓名、细胞名称、复苏日期、传代历史。

(也可将化冻的细胞悬液缓慢地加入生长液至 10 mL, 80 g 离心 10 min。倒去上清, 加入足量生长液供形成细胞单层, 放入 36 ℃ 孵箱培养。)

（二）病毒分离

1. 标本接种和观察（病毒分离）

（1）所需试剂和耗材：细胞培养管培养的 RD 细胞和 Hep-2 细胞；维持液（MM）；1 mL 和 5 mL 的一次性塑料移液管。

（2）操作步骤。

1）显微镜下观察单层细胞，以确保细胞是健康的。一个健康的单层细胞会在传代后 3 天左右形成。

2）倒掉生长液（GM），换上 1.0～1.2 mL 的维持液（MM）。

3）每一份标本需要同时接种 2 支 RD 细胞和 2 支 Hep-2 细胞，正确标记每支细胞培养管（包括标本的编号、日期、传代数）。

4）每一种细胞至少标记 1 管作为阴性对照。

5）每支试管接种 0.2 mL 的标本悬液，培养温度要求 36 ℃［对于急性出血性结膜炎（acute hemorrhagic conjunctivitis，AHC）标本的病毒分离，尤其是 EV70 的分离培养，强烈建议降低培养温度，一般可为 34～35 ℃］。

使用倒置显微镜每天观察细胞培养管，以观察有特征性的肠道病毒致细胞病变效应（cytopathic effect，CPE）的出现（如细胞变圆，折光增强并脱离管壁等）。

6）记录接种管和对照管细胞所发生的变化至少 1 周，记录 CPE（+～++++）、提示细胞受毒性反应、老化或污染的影响而发生的变化（+，<25%；++，25%～50%；+++，50%～75%；++++，75%～100%）。

7）如果有特征性的肠道病毒 CPE 出现，要如实记录，并观察直到 75% 的细胞发生变化（CPE+++），然后储藏在 -20 ℃ 以备二次传代。同一病例的二次传代的病毒分离物可以放到一起用于进一步的鉴定。

8）第一代培养见可疑细胞病变时继续传代，待细胞病变稳定出现后 -20 ℃ 或 -70 ℃ 冻存。

9）一代阳性分离物再传二代，如果又有明显的 CPE 出现，将病毒保存在 -20 ℃ 冰箱（二代病毒）。因二代病毒滴度高于用一代病毒，所以选用二代病毒进行鉴定。

10）如果 7 天之后无 CPE 出现，那么盲传一代继续观察 7 天，（注意：同一病例标本的细胞培养物不能混在一起再传代，如不同细胞的培养物应单独传代）。

11）盲传二代后，仍然未出现 CPE 的，则判定为阴性。

12）注意：如果接种后 24 h 内出现 CPE，很可能是标本中的非特异性成分导致的毒性反应。取 100 μL 阳性分离物传二代，继续观察；或者在接种标本吸附 1 h 后用维持液清洗细胞层，可能会降低毒性反应。

（3）几个概念。

1）毒性反应。如果在接种后 1～2 天内细胞快速地凋亡，这可能是由于标本中含有毒性物质而导致的非特异性毒性反应。这些已接种标本的试管应在 -20 ℃ 冻存，融化后取 0.2 mL 接种到同一类型细胞中（此时是第二代）。如果又出现了毒性反应，那么应该取原始标本用 PBS 稀释 10 倍，再次接种到同种细胞中。这时应被认为是第一代。

2）微生物污染。由于细菌污染而造成培养液混浊或细胞死亡经常使病毒，造成

CPE 无法确定或根本无法出现。重新取原始标本，用氯仿处理，按上述步骤重新接种到新鲜细胞上。

3）盲传。有时 1 周之后传代细胞会老化，甚至细胞对照也出现了病变。这时已接种标本的试管应在 −20 ℃冻存，融化后取 0.2 mL 接种到同一类型的新鲜单层细胞中，再观察 7～10 天。如果盲传二代后仍然未产生 CPE，那么认为这个标本是阴性的。

方法点评：若在使用 RD 细胞分离的同时再增加 Hep-2 细胞，可提高肠道病毒的分离率（分离出其他可能致手足口病的病原体，如一些 CVB 病毒）。但 CVA16 和 EV-A71 在 Hep-2 细胞中均不繁殖。从手足口病患儿的脑脊液、血液、疱疹液等分离出病毒有诊断价值，但单从咽拭子或粪便中分离到病毒不能确诊。从有上述临床症状群患者的咽拭子或粪便中重复分离到同一型病毒，且从周围患同样疾病者中也检出相同的病毒，且病毒分离率远高于正常人群，则有诊断的参考价值。

（三）肠道病毒 EV-A71 抗体（IgM）血清学检测

1. 操作步骤

（1）加样：将标本稀释液 100 μL（或 2 滴）加到包被板孔内（预留阴、阳性及空白对照 2～5 孔），将待检血清各取 10 μL 加入反应孔内。阴性对照 1～3 孔，阳性对照 1 孔，各加入 100 μL 对照血清。空白对照 1 孔空置。

（2）孵育：将反应板振荡使样品混匀后，置 37 ℃温箱或水浴反应 50 min。

（3）洗涤：用蒸馏水将浓缩洗涤液 15 mL 稀释至 300 mL。①手洗：将反应板孔内容物倾去，将洗涤液注满反应孔，放置 30 s 后用力甩去，如此重复 5 次后拍干。②机洗：5 次，每孔注入洗涤液 300 μL 或注满，停留 30 s 后吸尽拍干。

（4）加酶结合物：每孔加入 100 μL（或 2 滴）酶结合物，空白孔不加。

（5）孵育：置 37 ℃温箱反应 30 min。

（6）洗板 5 次，洗板操作同步骤（3）。

（7）显色：每孔加底物 A、B 液各 50 μL（或 1 滴），充分混匀，37 ℃避光显色 15 min。

（8）终止：每孔加入终止液 50 μL（或 1 滴）混匀终止反应。

2. 结果判定

（1）酶标仪设定波长 450 nm，先用空白孔调零，然后测定各孔 OD 值；如果选用双波长测定，不必设置空白对照孔。

（2）当阴性对照平均 OD 值 <0.08，阳性对照（PC）OD 值 >0.30 时，说明试剂盒有效且实验操作正确，否则应当重复实验。

（3）临界值 =0.10 + 阴性对照平均（NC）OD 值（当阴性平均 OD 值 <0.05 时，按 0.05 计算；当阴性平均 OD 值 ≥0.05 时，按实际值计算）。

（4）标本 OD 值 <临界值为阴性，标本 OD 值 ≥临界值，即为阳性。

3. 注意事项

（1）操作前请仔细阅读说明书，应严格控制反应温度和时间。

（2）试剂盒使用前要充分恢复到室温。

（3）不同批号试剂不可混用。

（4）将拆封后未用完的包被板放入塑料袋内，封紧保存。

方法点评：该方法可用于对 EV-A71 疑似病例的实验室诊断，操作简单，适用于具有 ELISA 检测能力的实验室。

（四）肠道病毒核酸检测

1. RNA 提取

方法同本书第二部分第一章"病毒学检测总体策略"中相关内容。

2. RT-PCR 扩增

（1）引物序列合成。

1）人肠道病毒（包括 EV-A71、CA16）核酸检测通用引物序列。

PE2（上游）：5′－TCCGGCCCCTGAATGCGGCTAATCC－3′；

PE1（下游）：5′－ACACGGACACCCAAAGTAGTCGGTCC－3′。

2）EV-A71 核酸检测引物序列。

EV-A71-S（上游）：5′－GCAGCCCAAAAGAACTTCAC－3′；

EV-A71-A（下游）：5′－ATTTCAGCAGCTTGGAGTGC－3′。

3）CVA16 核酸检测引物序列。

CVA16-S（上游）：5′－ATTGGTGCTCCCACTACAGC－3′；

CVA16-A（下游）：5′－TCAGTGTTGGCAGCTGTAGG－3′。

（2）引物的稀释和制备成 PCR 工作浓度。

1）合成的引物质量数为 1，$OD = 33$ μg。

2）在打开装有引物的 1.5 mL 离心管之前，12 000r/min 离心 10 min，以避免打开管盖时干膜状的 Oligo DNA 散失。

3）慢慢打开管盖，向管中加入 330 μL 去离子水。

4）盖上管盖，充分振荡混匀 10 min。

5）此时得到的引物浓度为 33 μg/330 μL ＝ 0.1 μg/μL（PCR 工作浓度）。

6）引物如果长期储存，需要不高于 －20 ℃的条件下保存。

（3）实验设计。

1）在 PCR 记录纸（实验记录纸）上记录本次实验操作者姓名、实验日期、所鉴定标本的名称以及标本的顺序，与 PCR 仪排列的顺序一致。

2）标记好加标本和对照的 PCR 管（阳性对照、阴性对照和试剂对照）。

阳性对照：无感染性的对照 RNA。

细胞对照：使用未接种病毒的细胞悬液，最好使用与扩增病毒所用的细胞类型与代数相同的细胞。每次实验设 2 个细胞对照。

试剂对照：用去离子水代替标本。

（4）RT-PCR 扩增。

1）在冰面上融化病毒标本和各种 PCR 试剂。

2）反应体系的配制（表 2 - 4 - 3）。

表 2 - 4 - 3　反应体系的配制 (50.0 μL)

体系组成	体积/μL
10×PCR 缓冲液 (含镁离子)	5.0
dNTPs (每种 2.5mM)	2.0
上游引物 (0.1 μg/μL)	1.0
下游引物 (0.1 μg/μL)	1.0
RNA 酶抑制剂 (RNase, 40 U/μL)	0.5
Taq DNA 聚合酶 (5 U/μL)	0.5
AMV 逆转录酶 (10 U/μL)	1.0
模板 RNA	3.0
RNase free dH$_2$O	36.0

3) RT-PCR 反应条件: 42 ℃ 45 min, 95 ℃ 3 min, 95 ℃ 30 s, 50 ℃ 30 s, 72 ℃ 40 s 32 个循环, 72 ℃ 10 min, 4 ℃ 保存。

(5) 电泳分析。

1) 将已经聚合的 3% 的琼脂糖凝胶放在电泳装置上。

2) 在帕拉膜 (parafilm) 上加上 6×电泳载样缓冲液 (每个反应需 1 μL)。再加上 5 μL 的 PCR 反应产物与之混合。

3) 将电泳缓冲液倒在电泳装置中, 用吸尖将样品与载样缓冲液的混合溶液加到孔中。

4) 盖上盖子, 接通电源, 以 10 V/cm 电压 (恒定电压) 电泳, 35～40 min, 直到溴酚蓝跑到凝胶的底部的时候, 停止电泳。

5) 将胶取出, 并注意保持凝胶的方向。

6) 在 1 μg/mL 的溴化乙锭溶液中染色 15 min。注意: 溴化乙锭溶液是有毒、致畸、致肿瘤的物质, 操作时要加小心, 并戴双层手套。如果储存在避光的容器中, 溴化乙锭溶液可以重复使用。

7) 在蒸馏水中涮一下凝胶。

8) 在紫外透射仪下观察 PCR 产物电泳结果, 并照相作记录。

(6) 结果解释。通过比较标本的 PCR 产物与阳性对照的 PCR 产物在凝胶上的位置以及大小来解释结果。

RT-PCR 实验结果见表 2 - 4 - 4。

表 2 - 4 - 4　RT-PCR 实验结果解释

待检标本 RT-PCR 结果	鉴定结果
所有引物 (－)	非肠道病毒 (NEV)
EV (＋), EV-A71 (－), CVA16 (－)	非 EV-A71、CVA16 的其他肠道病毒
EV (＋), EV-A71 (＋), CVA16 (－)	EV-A71
EV (＋), EV-A71 (－), CVA16 (＋)	CVA16

3. 实时（real-time）RT-PCR（rRT-PCR）

（1）one-step real-time PCR 法鉴定 EV-A71 病毒核酸（单通道检测）。

1）反应体系的配制。

反应体系共 25 μL，模板量可根据样本情况自行决定（临床标本通常使用 4 μL 模板量），不够部分以水补足。如选用另外试剂盒，反应体系及条件随之变化。

从试剂盒中取出相应的试剂，反应液在室温融化后，瞬时离心，按 $n+1$ 配制反应体系（n = 样本数 + 1 管阳性对照 + 1 管阴性对照），每个测量反应体系配制见表 2 – 4 – 5。

表 2 – 4 – 5 反应体系的配制（25 μL）

体系组成	1 份样品的量/μL
2 × one-step RT-PCR 缓冲液	12.5
Ex *Taq* HS	0.5
RT-Enzyme mix Ⅱ	0.5
EV-A71 F1（20 μM）	0.8
EV-A71 R1（20 μM）	0.8
探针 EV-A71 PB1（20 μM）（FAM 荧光素标记）	0.4
H₂O	5.5
RNA 模板	4

2）荧光 RT-PCR 循环条件设置见表 2 – 4 – 6。

表 2 – 4 – 6 荧光 RT-PCR 循环条件

程序	循环数	温度/℃	反应时间
1	1	42	30 min
2	1	95	2 min
3	40	95	5 s
		55	35 s

完成程序 3 后读荧光。

3）对照设置。

阴性对照：核酸提取时以灭菌双蒸水代替标本。

阳性对照：提取好的阳性核酸作为模板 RNA。

4）结果分析。

阈值设定原则以阈值线刚好超过正常阴性对照扩增曲线的最高点为最佳，结果显示阴性为准，或可根据仪器噪音情况进行调整。

Ct 值无数值的标本为阴性样本。Ct 值 ≤ 35.0 的样本为阳性，Ct 值 > 35.0 的样本建议重做。重做结果无数值者为阴性，否则为阳性。

（2）one-step real-time PCR 法鉴定肠道病毒核酸（单通道检测）。

1）反应体系配制。

反应体系共 25 μL，模板量可根据样本情况自行决定（临床标本通常使用 4 μL 模板量），不够部分以水补足。如选用另外试剂盒，反应体系及条件随之变化。

从试剂盒中取出相应的试剂，反应液在室温融化后，瞬时离心，按 $n+1$ 配制反应体系（n = 样本数 + 1 管阳性对照 + 1 管阴性对照），每个测量反应体系配制见表 2 – 4 – 7。

表 2 – 4 – 7　反应体系的配制

体系组成	1 份样品的量/μL
2 × one-step RT-PCR 缓冲液	12.5
Ex *Taq* HS	0.5
RT-Enzyme mix Ⅱ	0.5
EV F12（20 μM）	0.8
EV R13（20 μM）	0.8
探针 EV PB（20 μM）（FAM 荧光素标记）	0.4
H₂O	5.5
RNA 模板	4

2）荧光 RT-PCR 循环条件设置见表 2 – 4 – 8。

表 2 – 4 – 8　荧光 RT-PCR 循环条件

程序	循环数	温度/℃	反应时间
1	1	42	30 min
2	1	95	2 min
3	40	95	5 s
		55	35 s

完成程序 3 后读荧光。

3）对照设置。

阴性对照：核酸提取时以灭菌双蒸水代替标本。

阳性对照：提取好的阳性核酸作为模板 RNA。

4）结果分析。

阈值设定原则以阈值线刚好超过正常阴性对照扩增曲线的最高点为最佳，结果显示阴性为准，或可根据仪器噪音情况进行调整。

Ct 值无数值的标本为阴性样本。Ct 值≤35.0 的样本为阳性，Ct 值 >35.0 的样本建议重做。重做结果无数值者为阴性，否则为阳性。

（3）one-step real-time PCR 法鉴定肠道病毒和 EV-A71 病毒核酸（双通道检测）。

1）反应体系配制。

反应体系共 25 μL，模板量可根据样本情况自行决定（临床标本通常使用 4 μL 模板量），不够部分以水补足。如选用另外试剂盒，反应体系及条件随之变化。

从试剂盒中取出相应的试剂，反应液在室温融化后，瞬时离心，按 $n+1$ 配制反应体系（n = 样本数 +1 管阳性对照 +1 管阴性对照），每个测量反应体系配制见表 2 - 4 - 9。

表 2 - 4 - 9　反应体系的配制（25 μL）

体系组成	1 份样品的量/μL
RT-PCR 反应液	12.5
锰离子	1.25
EVF12 （20 μM）	0.6
EVR13 （20 μM）	0.6
EVPB （FAM）（20 μM）	0.3
EV-A71YGF （20 μM）	0.6
EV-A71YGR （20 μM）	0.6
EV-A71YGPB （HEX）（20 μM）	0.3
H_2O	4.25
RNA 模板	4

肠道病毒通用荧光引物探针：上游引物 EVF12；下游引物 EVR13。

探针（FAM 荧光素标记）：EVPB。

EV-A71 荧光引物探针：上游引物 EV-A71YGF；下游引物 EV-A71YGR。

探针（HEX 荧光素标记）：EV-A71YGPB。

2）荧光 RT-PCR 循环条件设置（表 2 - 4 - 10）。

表 2 - 4 - 10　荧光 RT-PCR 循环条件

程序	循环数	温度/ ℃	反应时间
1	1	90	30 s
2	1	61	20 min
3	1	95	1 min
4	40	95	15 s
		60	1 min

完成程序 3 后读荧光。

3）对照设置。

阴性对照：核酸提取时以灭菌双蒸水代替标本。

阳性对照：提取好的阳性核酸作为模板 RNA。

4）结果分析。

阈值设定原则以阈值线刚好超过正常阴性对照扩增曲线的最高点为最佳，结果显示阴性为准，或可根据仪器噪音情况进行调整。

Ct 值无数值的标本为阴性样本。Ct 值≤35.0 的样本为阳性。Ct 值＞35.0 的样本建议重做。重做结果无数值者为阴性，否则为阳性。

注意：荧光 PCR 读板时同时选择 FAM 和 HEX 进行双通道检测。

（4）one-step real-time PCR 法鉴定 EV-A71 病毒和 CVA16 病毒核酸（双通道检测）。

1）反应体系配制。

反应体系共 25 μL，模板量可根据样本情况自行决定（临床标本通常使用 4 μL 模板量），不够部分以水补足。如选用另外试剂盒，反应体系及条件随之变化。

从试剂盒中取出相应的试剂，反应液在室温融化后，瞬时离心，按 $n+1$ 配制反应体系（n＝样本数 +1 管阳性对照 +1 管阴性对照），每个测量反应体系配制见表 2 - 4 - 11。

表 2 - 4 - 11　反应体系的配制（25 μL）

体系组成	1 份样品的量/μL
RT-PCR 反应液	12.5
锰离子	1.25
CAV16YGF（20 μM）	0.6
CAV16YGR（20 μM）	0.6
CAV16YGPB（FAM）（20 μM）	0.3
EV-A71YGF（20 μM）	0.6
EV-A71YGR（20 μM）	0.6
EV-A71YGPB（HEX）（20 μM）	0.3
H_2O	4.25
RNA 模板	4

CVA16 荧光引物探针：上游引物 CVA16YGF；下游引物 CVA16YGR。

探针（FAM 荧光素标记）：CVA16YGPB。

EV-A71 荧光引物探针：上游引物 EV-A71YGF；下游引物 EV-A71YGR。

探针（HEX 荧光素标记）：EV-A71YGPB。

2）荧光 RT-PCR 循环条件设置见表 2 - 4 - 12。

表 2 - 4 - 12　荧光 RT-PCR 循环条件

程序	循环数	温度/ ℃	反应时间
1	1	90	30 s
2	1	61	20 min
3	1	95	1 min
3	40	95	15 s
		60	1 min

完成程序 3 后读荧光。

3）对照设置。

阴性对照：核酸提取时以灭菌双蒸水代替标本。

阳性对照：提取好的阳性核酸作为模板 RNA。

4）结果分析。

阈值设定原则以阈值线刚好超过正常阴性对照扩增曲线的最高点为最佳，结果显示阴性为准，或可根据仪器噪音情况进行调整。

Ct 值无数值的标本为阴性样本。Ct 值≤35.0 的样本为阳性。Ct 值 > 35.0 的样本建议重做。重做结果无数值者为阴性，否则为阳性。

注意：荧光 PCR 读板时同时选择 FAM 和 HEX 进行双通道检测。

方法点评：核酸检测是一种检测肠道病毒核酸的常用实验诊断方法，具备快速，敏感、操作简单等特点，可用于对手足口病疑似病例的实验室快速诊断，有核酸检测能力和/或有资质的实验室均可开展。

三、支持文件

《手足口病实验室手册》2010 年第 4 版。

（崔爱利）

第五章 水痘－带状疱疹病毒

第一节 基 本 特 征

水痘是一种急性发热出疹性传染病，以发热和水疱样皮肤损害为典型临床症状，水疱3～4天后，可留下颗粒状结痂。水疱呈单房性，刺破可萎陷，与天花多房性、非萎陷性的水疱不同。皮疹常相继分批出现和成熟，各时期损害可同时存在，身体遮盖部位比暴露部位皮损更多。头皮、腋窝、口腔黏膜、上呼吸道黏膜和眼结膜多见；刺激部位如有晒斑、尿布湿疹部位，更易出现。有时皮损很少，不容易发现。轻型的、非典型的、隐性感染也有发生。偶尔尤其是成人水痘，导致的发热和全身症状可很严重。尽管水痘是一种常见的儿童良性疾病，很少被定为重大的公共卫生问题，但水痘－带状疱疹病毒可以引发肺炎或脑炎，有时留有长期的后遗症甚至死亡。水泡的继发细菌感染可以造成面部瘢痕，或引起坏死性筋膜炎或败血症。

在美国，儿童水痘病死率（5～9岁年龄组1/10万）低于成人（1/5 000）。严重并发症包括肺炎（病毒性和细菌性）、继发性细菌感染、出血性合并症（hemorrhagic complications）和脑炎（encephalitis）。急性白血病儿童，包括那些化疗后症状缓解的儿童，发展成播散性水痘的危险性增加，病死率为5%～10%。出生后5～10天的婴儿患水痘，与那些母亲分娩前5天或分娩后2天内患水痘的新生儿一样，易发展成严重的全身性水痘；在有效的抗病毒药物使用前，新生儿病死率达30%，而目前病死率很低。0.7%的先天性水痘综合征病例与怀孕早期感染有关，孕期第13～20周内感染危险性有2%。在发现瑞氏综合征（Reye综合征）与阿司匹林治疗病毒感染有关前，水痘常被认为是Reye综合征的前兆。

带状疱疹是潜伏在脊髓后根神经节中的水痘病毒再激活所致的局部表现，周围有红晕的小水疱局限在由单个或一组相关的脊髓后根神经丛感觉神经所支配的皮肤范围内。皮损沿神经分布，不定期分批出现，从组织学上说，带状疱疹皮损与水痘皮损一样，但常为单侧，位置较深、较集聚。常有剧痛和感觉异常，可引起持久性神经损伤，如颅神经麻痹、对侧偏瘫、带状疱疹结膜炎后的视力缺损。约有15%的带状疱疹患者病变所累及的皮区，存在疼痛或机能异常（带状疱疹后神经痛），持续时间至少数周，有时甚至终身。带状疱疹和带状疱疹后神经痛发病数随年龄增加而上升，有些证据表明，约10%经过恶性肿瘤治疗的儿童易患带状疱疹，人类免疫缺陷病毒（human immunodeficiency virus，HIV）感染者也同样易患本病。不仅免疫抑制和那些被诊断为恶性肿瘤的患者，而且那些在其他方面损害较少的患者，均可以出现广泛的、超出受累神经支配皮区范围的水痘样皮损。子宫内感染和 2 岁前患水痘也与早期患带状疱疹有关。偶尔带状疱疹后可出现短暂的水痘样皮疹，但水痘后出现继发性带状疱疹很罕见。

实验室检测，如电镜检测病毒、细胞培养分离病毒、膜抗原免疫荧光抗体检测试验（FAMA）检测病毒抗原、PCR/荧光定量 PCR 检测病毒 DNA、血清检测抗体等方法，不是常规需要的，但对疑难病例的诊断和流行病学研究很有用。在疫苗接种时期，应鉴定病毒株（如证实种苗者患带状疱疹是由疫苗株引起的，还是由野毒株所致）。目前已有多种商业用抗体检测试剂盒，但对于免疫接种后抗体检测还不够敏感。

一、病原体特征

人类 α 疱疹病毒 3 型〔human（alpha）herpesvirus type 3〕（varicella-zoster virus，VZV，水痘 - 带状疱疹病毒），疱疹病毒科（Herpesviridae）疱疹病毒属（*Spumavirus*）。该属可感染人类和灵长类，VZV 为 DNA 病毒，有 12.5 万个碱基对，71 个开放读框（open reading frame，ORF），编码 80 个蛋白质，通过病毒表面的糖蛋白与宿主细胞表面的膜蛋白融合病毒进入细胞引起感染，感染期间基因依次表达，从最初的基因表达成负责基因组复制的蛋白，到最后结构蛋白形成包膜，包绕在 DNA 周围。

二、流行概况

水痘是一种在全球范围内广泛分布的病毒性传染病，但在温带和热带其流行病学特征不同，在温带地区多数国家未用疫苗来控制水痘，未接种疫苗的成人大多数血清抗体检测为阳性，大部分人在 10 岁以前感染过水痘，感染率接近 90%。热带地区大部分成人血清抗体检测阴性，而导致热带地区患病年龄往往偏大，并且成人比儿童更加易感。人口密度和暴露危险的不同可导致不同流行病学特征。VZV 在热、潮湿以及不同的社会因素下传播程度不同，大规模的流行一般间隔 2～5 年。一般情况下，VZV 主要侵犯儿童，大多发生在 9 岁以下，但也有一定的成人病例，且成人由于合并症引起的死亡病例要比儿童多，成人发病率为 1/10 万，比 5～9 岁儿童高 30～40 倍。10%～20% 的患者将来会发生带状疱疹或单纯疱疹，50 岁以上或免疫缺陷患者是带状疱疹的高发因素，同时该人群也易发生并发症甚至死亡。

三、贮存宿主、传播方式及潜伏期

VZV 无动物宿主，人类是唯一宿主。通过两种方式实现人传人：一是直接接触，水痘患者飞沫、水痘和带状疱疹患者水疱液或呼吸道分泌物的空气传播。二是间接接触，通过接触新近被感染者水疱和黏膜分泌物污染的物品。与牛痘和天花不同，水痘皮损形成的结痂无传染性。水痘是最易传播的传染病之一，尤其是在出疹的早期；带状疱疹的传播率较低（水痘血清检测阴性的带状疱疹患者接触者，可患水痘）。暴露于水痘的80%～90%的易感者可感染。潜伏期2～3周，通常为14～16天。水痘被动免疫者和免疫缺陷者，潜伏期可延长。

四、传染期及易感性

水痘传染期为出疹前5天（常为1～2天）到所有皮损结痂（常为5天）为止。免疫力改变的患者，传染期可能被延长。易感者续发率为70%～90%。带状疱疹患者出现脓疱皮损后1周内，可有传染性。易感者暴露后的10～21天内应考虑有传染性。未感染水痘的人群普遍对水痘易感，通常成年患者的症状比儿童严重。感染后可获得长久免疫力，免疫功能良好者几乎不会出现第二次发病，但也有报道；亚临床再次感染常见。病毒保持潜隐性感染，约15%成年人数年后可再发带状疱疹，儿童有时也可发生。未免疫母亲的新生儿和白血病患者患水痘，病情可较重、病程长，甚至死亡。成人肿瘤患者尤其是淋巴组织癌、用或未用类固醇治疗的免疫缺陷患者和那些用免疫抑制剂治疗的患者，患局部和播散性严重带状疱疹的频率增加。

水痘暴发疫情常发生在学校或其他公共机构，这些病例病程可能延长，小水疱破裂，发生并发症。有传染性的病例应该隔离，易感接触者立即进行预防接种（或建议找他们的保健医生给予接种）。不能进行预防接种者，如孕妇易感者和患严重疾病（如上所述）的高危人群，应该立即考虑给予水痘带状疱疹免疫球蛋白。

参考文献

[1] David M. Knipe PMH [J]. Fields Virology, 2006 (20): 2707 - 2734.

[2] Marin M, Watson T L, Chaves S S, et al. Varicella among adults: data from an active surveillance project, 1995—2005 [J]. J Infect Dis 2008, 1997: S94 - S100.

[3] Schmader K. Herpes zoster in older adults [J]. Clin Infect Dis, 2001 (32): 1481 - 1486.

[4] Davison A J, Scott J E. The complete DNA sequence of varicella-zoster virus [J]. J Gen Virol, 1986, 67 (Pt 9): 1759 - 1816.

[5] Heininger U, Seward J F. Varicella [J]. Lancet, 2006 (368): 1365 - 1376.

[6] Barrett-Muir W, Scott F T, Aaby P, et al. Genetic variation of varicella-zoster virus: evidence for geographical separation of strains [J]. J Med Virol, 2003, 70 (Suppl 1): S42 - 47.

[7] Loparev V N, Gonzalez A, Deleon-Carnes M, et al. Global identification of three major genotypes of varicella-zoster virus: longitudinal clustering and strategies for genotyping [J]. J Virol, 2004 (78): 8349 - 8358.

[8] Schmidt-Chanasit J, Olschlager S, Gunther S, et al. Molecular analysis of varicella-zoster virus strains circulating in Tanzania demonstrating the presence of genotype M1 [J]. J Clin Microbiol, 2008 (46): 3530 - 3533.

［9］陈婷婷，王官清．水痘－带状疱疹病毒基因分型研究进展［J］．国际病毒学杂志，2001，18（1）：23－28.

［10］江龙凤，甘霖，陈敬贤，等．水痘－带状疱疹病毒的基因分型及分子进化［J］．病毒学报，2012，28（5）：584－590.

［11］Vessey S J, Chan C Y, Kuter B J, et al. Childhood vaccination against varicella: persistence of antibody, duration of protection, and vaccine efficacy［J］. J Pediatr, 2001（139）: 297－304.

［12］Chaves S S, Haber P, Walton K, et al. Safety of varicella vaccine after licensure in the United States: experience from reports to the vaccine adverse event reporting system, 1995－2005［J］. J Infect Dis, 2008, 197（Suppl 2）: S170－177.

［13］Galea S A, Sweet A, Beninger P, et al. The safety profile of varicella vaccine: a 10-year review［J］. J Infect Dis, 2008, 197（Suppl 2）: S165－169.

［14］杨吉星，居丽雯．水痘带状疱疹病毒及其疫苗的研究进展［J］．上海预防医学杂志，2008，20（1）：22－25.

（许松涛）

第二节　检　测　技　术

一、生物安全要求

在 BSL-2 级生物安全实验室的生物安全柜中进行操作。

二、水痘－带状疱疹病毒实验室检测技术

（一）细胞培养

1. 细胞系的选择

人胚胎成纤维细胞 MRC-5 细胞是人胚肺成纤维细胞，是一种正常的二倍体细胞。通过研究证明，用该细胞系来分离水痘病毒具有很好的敏感性。

2. 试剂配制

（1）生长液（GM）、维持液（MM）的配制见表 2－5－1。

表 2 – 5 – 1　生长液和维持液的配制

试剂	GM/mL	MM/mL
DMEM	87.5	94.5
L – 谷氨酰胺（200 mM）	1.0	1.0
胎牛血清	10.0	2.0
7.5% NaHCO₃ 溶液	1.5	1.5
双抗溶液（各 10 000 U）	1.0	1.0

注：pH = 7.0。

（2）消化液浓度：乙二胺四乙酸（versene）0.02%、胰酶 0.30%。

3. MRC-5 细胞传代的步骤

（1）打开洁净工作台的风扇和光源，将前玻璃窗打开至安全位置，将所需物品放到工作台里。

（2）检查细胞的质量（如是否为长满单层的健康细胞），并观察是否有污染，写上实验者的名字。

（3）轻轻倒掉细胞培养瓶内的生长液，轻轻加入 3 mL versene 液，轻洗融合成单层的细胞。倒掉 versene 液，重复操作 1 次。

（4）将胰酶/乙二胺四乙酸二钠（EDTA）（0.30% 胰蛋白酶 1 mL 和 1:5 000 EDTA 溶液 5 mL 混合）加入细胞单层，使消化液均匀地分布在细胞层上。

（5）把培养瓶放到 37 ℃孵箱，约 4 min，当在显微镜下观察细胞变圆时，将液体倒入废液缸。用手掌轻拍培养瓶，使细胞自瓶壁脱落。

（6）用生长液将细胞重新稀释到合适的浓度，细胞通常按 1:3 传代，生长液中的血清可终止胰蛋白酶的作用。用无菌吸管轻吹细胞悬液数次，直至细胞团被吹散，注意不要产生过多气泡。

（7）在细胞培养瓶上标明实验者的姓名、细胞名称、传代日期及细胞代数；在斜面试管和 48 孔板上标明传代日期。

（8）盖紧细胞培养瓶或培养管的盖子，置于 37 ℃孵箱培养。

（9）将各项物品拿出洁净工作台，放回原位。

（10）关闭日光灯，打开紫外线灯（不要直视紫外线灯），保持风扇运转数分钟后，关闭风扇。

（11）细胞通常每 2～3 天传代一次，可按经验决定分瓶比例。

注意：无菌操作。

（二）病毒分离

1. 操作步骤

（1）显微镜下观察单层细胞，以确保细胞是健康的。倒掉生长液。

（2）每一份标本接种 1 瓶 MRC-5 细胞瓶，正确标记细胞瓶（包括标本的编号、日期、传代数）。

（3）对每一种细胞标记 1 瓶作为阴性对照。

（4）每瓶细胞接种 0.2 mL 的标本悬液（疱疹液或咽拭子标本），37 ℃吸附 1.5 h。

（5）为防止标本对细胞产生毒性反应，弃标本液，加入 6 mL 维持液，置 37 ℃孵箱静止培养。

（6）使用标准或倒置显微镜每天观察细胞培养管，以观察细胞病变效应（CPE）的出现。

（7）观察细胞：置于显微镜下观察是否可以见到细胞肿胀、圆缩、聚集，最后出现细胞融合、脱落。

（8）如果培养基酸性太强（由橙色变为黄色），需要更换细胞培养液。

（9）如果有特征性的水痘病毒 CPE 出现，观察直到 75% 的细胞发生变化（CPE +++），于 –70 ℃冻存以备二次传代。

（10）如果 7 天之后无 CPE 出现，那么再盲传一代继续观察 7 天。连续传代三次后仍为阴性者则判定该标本病毒分离结果为阴性。

（11）阴性对照在丢弃之前要至少观察 14 天。

（12）病毒传代：同步骤（1）～（10），每代病毒分离物于 –70 ℃冻存。

方法点评：水痘 – 带状疱疹病毒在细胞上不易生长，病毒分离比较困难。

（三）血清学检测水痘 – 带状疱疹病毒 IgM 抗体（以德国维润 ELISA 试剂为例）

1. RF 吸附

取血清标本 10 μL 加到含 500 μL 标本稀释液的 EP 管中，振荡混匀。

从混匀稀释液中取 100 μL 加到一新 EP 管中，分别再加入 40 μL 的 RF 吸附剂（T4）和 60 μL 标本稀释液，振荡混匀，血清终稀释浓度 1：100。

于室温吸附 15 min 或 4 ℃过夜。

2. 上样

将微孔条放到板框上，并按下图上样，每孔 100 μL（表 2 – 5 – 2）。

表 2 – 5 – 2　血清标本上样示例

	1	2	3	4	5	6	7	8	9	
A	BLK	Sample 2007005								
B	Negative control	Sample 2007006								
C	Standard Serum	Sample 2007007								
D	Standard Serum	Sample 2007008								
E	Sample 2007001	Sample 2007009								
F	Sample 2007002	Sample 2007010								
G	Sample 2007003	Sample 2007011								
H	Sample 2007004	Sample 2007012								

3. 孵育

（1）将样品于湿盒内（37±1）℃孵育（60±5）min。

（2）孵育后以洗液缓冲液洗涤板孔（使用自动洗板机或手工洗板）。

1）吸去或甩去洗液。

2）每孔内加入 300 μL 洗液。

3）吸去或甩去洗液。

4）重复洗涤过程 3 次（共 4 次）。

5）将微孔板翻转过来在纸巾上拍打，使微孔中不再含有液体。

（3）加入酶标记抗体：于相应孔内（底物空白除外）加入 100 μL IgM 酶标记抗体。

1）湿盒内（37±1）℃孵育（30±1）min。

2）孵育后，以洗液清洗板孔（洗涤方法见上文）。

3）加入底物：于每孔内加入 100 μL 底物溶液（包括底物空白孔）。

4）湿盒内（37±1）℃孵育（30±1）min。

5）终止反应：每孔内加入 100 μL 终止液，轻微振荡微孔板以混合溶液。

4. 读取吸光度

以底物空白为空白对照液，60 min 内读取 405 nm 的 OD 值，建议参考波长范围为 620～690 nm（如 650 nm）。

5. 质控标准

（1）底物空白的 OD 值必须小于 0.25。

（2）阴性对照必须为阴性。

（3）ELISA 定量试验。标准血清的平均 OD 值必须在有效范围内，此范围已在试剂盒专用的质量控制证书中给定（减去底物空白之后）。

（4）ELISA 定性试验。阳性对照的平均 OD 值必须在有效范围内，此范围已在试剂盒专用的质量控制证书中给定（减去底物空白之后）。

如果未达到以上标准，则试验无效且必须重做。

6. 结果判定

每个试剂盒内均备有一个标准曲线和一个评估表，因而每一个 OD 值都可得到一个抗体活性值。标准血清的参考值和有效范围已在评估表格（质量控制证书）中给定。

所有的 OD 值在评估前必须先减去空白（A1）。

方法 1：定性评估。

为确定有效范围的上下限数值，请将已测得标准 OD 平均值与质量控制证书上给出的数据相乘（见专用公式），举例说明：

临界值上限 $OD = 0.502 \times MW$

临界值下限 $OD = 0.352 \times MW$

MW 为平均消光度值，如果得到的标准血清的平均消光度值是 0.64，那么上下限数值的范围即为 0.225～0.321。

方法 2：定量评估抗体活性。

计算标准血清 2 个 OD 值的平均值，并检查其是否在给定的有效范围内。然后，根

据标准血清的平均 *OD* 值在下表中确定对应的数据栏。用已测得的患者样品 *OD* 值查出 IU/mL 或 U/mL 栏中对应的抗体活性。

例如，标准血清/OD 范围见表 2-5-3。

表 2-5-3　定量评估抗体活性

	0.57～0.61	0.62～0.65	IU/mL 或 U/mL
其他	< 0.06	< 0.07	<5
		0.07～0.12	5～10
		0.13～0.22	11～19
		0.23～0.32	20～30
		0.33～0.40	31～40

若测得的标准血清平均消光度值为 0.64，则对应表中 *OD* 值 0.62～0.65 一栏中的数据。如果患者血清样品的 *OD* 值为 0.23，对应的抗体活性范围应是 20～30。

赛润 ELISA classic 水痘-带状疱疹病毒 IgM 活性的计算如下。阳性结果：>15 U/mL；临界值结果：10～15 U/mL；阴性结果：<10 U/mL。

针对临界值结果的样品，应在 1～2 周后对相应的患者再取样，重新检测。

方法 3：利用 SERION easy base 4PL 软件/SERION 评估软件进行自动评估。

输入 4 个参数和标准血清的参考数值后，联机软件能立即自动计算出样品的抗体活性。

方法点评：该方法是一种常用实验室检测方法，可用于对水痘-带状疱疹病毒疑似病例的实验室诊断，操作简单，适用于具有 ELISA 检测能力的实验室。

（四）水痘-带状疱疹病毒核酸检测

1. DNA 提取

方法同本书第二部分第一章"病毒学检测总体策略"中相关内容。

2. RT-PCR 扩增

（1）引物序列合成。

PKVL6U：5′-TTCCCACCGCGGCACAAACA-3′；

PKVL 1L：5′-GGTTGCTGGTGTTGGACGCG-3′。

（2）反应体系的配制（表 2-5-4）。

表2-5-4 反应体系的配制

体系组成	1 份样品的量/μL
H_2O	23
上游引物（100 μg/mL）	2
下游引物（100 μg/mL）	2
dNTP（2.5 mmol/L）	8
10×缓冲液	4
Taq 酶	1
离心混匀分装	每管 40 μL + 10 μL 模板 DNA

（3）PCR 反应条件：94 ℃ 3 min，94 ℃ 30 s、55 ℃ 30 s、72 ℃ 45 s 30 个循环，72 ℃ 10 min。

（4）PCR 产物的凝胶电泳。

1）取 4～5 μL 的 PCR 产物在 2% 的琼脂糖凝胶上电泳，100 V 条件下约 30 min。

2）将此琼脂糖凝胶放入溴化乙锭溶液（0.1%）中染色 10 min。

3）在凝胶成像仪中观察并记录结果。

（5）结果及分析。

观察待检样品有无 PCR 产物及产物的分子量大小，如果在 268 bp 处有一明显的阳性带，而阴性对照在此区无条带显现，可判定为阳性结果，无水痘病毒感染的样品应无这样的条带。

3. real-time PCR 检测（以商品化水痘荧光定量试剂盒为例）

（1）反应体系的配制。

从试剂盒中取出相应的试剂室温融化，待所有试剂完全解冻后瞬时离心。按 $n+1$ 配制反应体系（n = 样本数 + 1 管阳性对照 + 1 管阴性对照），反应体系配制见表 2 - 5 - 5。

表2-5-5 反应体系的配制

体系组成	1 份样品的量/μL	$n+1$ 份样品的量
PCR 反应液	12.5	12.5 μL×（$n+1$）
引物、荧光探针混合液	3	3 μL×（$n+1$）
Taq 酶	0.5	0.5 μL×（$n+1$）
焦碳酸二乙酯（DEPC）H_2O	3.5	3.5 μL×（$n+1$）

（2）体系分装。将上述反应液混匀离心后，按照每管 20 μL 分装于各荧光 PCR 仪适用的 PCR 管中。

（3）加样。将设定的 n 个 PCR 反应管中分别加入步骤（1）中处理过的样品 DNA、阴性对照和阳性对照提取物各 5 μL，模板量可根据样本情况进行适当调整，不够部分以 DEPC H$_2$O 补足。总反应体积为 25 μL。

（4）荧光 PCR 反应条件：95 ℃ 10 min，95 ℃ 15 s、50 ℃ 1 min 40 个循环。检测设置为 Reporter Dye：FAM 荧光；Quencher：－－－；Passive reference：－－－；在 50 ℃ 收集荧光信号。

（5）结果分析。

1）阈值设定原则：以刚好超过正常阴性对照的荧光信号最高点为阈值线，或可根据仪器噪音情况进行调整。

2）检测的质量控制：阴性对照无扩增或 Ct 值 > 38.0，阳性对照有典型的 S 型扩增或 Ct < 35.0，否则视实验无效。

3）结果判断：Ct 值 < 35.0 为阳性；35.0 ≤ Ct 值 ≤ 38.0 为临界值；Ct 值 > 38.0 或无数值为阴性。

（6）检测结果处于临界值的样品需要重复实验，重新提取核酸后进行荧光 PCR 检测，若复检结果 Ct < 35.0 的样本为水痘 – 带状疱疹病毒 DNA 阳性，否则为阴性。

注意：试剂盒不同，反应体系与循环条件亦有差别，严格按照试剂盒说明书操作，以上仅作参考。

方法点评：该方法是一种常用实验室检测方法，可用于对水痘带状疱疹病毒疑似病例的实验室诊断，有核酸检测能力和/或有资质的实验室均可开展。

（许松涛）

第六章 登革病毒

第一节 基本特征

登革病毒属于黄病毒科黄病毒属（*Flavivirus*），分为 1～4 型，不同血清型病毒可在一个地区交替流行，增加重症登革热发生的概率，使病死率增高。病毒自然宿主为人和灵长类动物，主要传播媒介为埃及伊蚊和白纹伊蚊。2013 年，在马来西亚发现了新的第 5 型登革病毒，但尚未发现人感染第 5 型病毒，其公共卫生学意义有待证实。

登革病毒对热敏感，56 ℃ 30 min 可灭活，对紫外线、0.05% 福尔马林、高锰酸钾、龙胆紫敏感，脂溶剂如乙醚、氯仿和去氧胆酸钠等可灭活病毒。

一、病原学特征

登革病毒呈球状，直径为 40～70 nm。衣壳蛋白和单股正链 RNA 基因组构成二十面体对称的核衣壳，外层为由 2 种糖蛋白组成的脂质包膜。病毒通过受体介导的内吞作用进入细胞，形成内涵体（endosome），在内涵体转运的过程中，病毒 E 蛋白融合肽，起始病毒包膜与内涵体膜的融合，将病毒基因组释放到胞浆内。研究认为，多种细胞膜表面分子可能涉及病毒进入细胞，主要包括硫酸肝素（heparan sulfate），热休克蛋白70、90，CD14 和 DC-SIGN 等。低 pH 值环境下病毒包膜与细胞膜融合。登革病毒细胞嗜性广泛，感染后首要靶细胞为单核吞噬细胞（包括单核细胞、巨噬细胞和树突细胞），还可感染 B 细胞、T 细胞、内皮细胞、肝细胞等。病毒进入细胞，脱衣壳后，病毒 RNA 在胞浆内复制，合成全长负链 RNA，形成中间体。子代病毒出芽到细胞内膜结构（ER）中，然后通过宿主细胞分泌通路成熟释放。病毒基因组约 11 kb，5′端具有 1 型帽子结构（m7GpppAmN），该结构具有稳定病毒 RNA、起始翻译和规避细胞天然抗病毒免疫的功能，3′端无 Poly A 尾结构。3′端非编码区的功能具有病毒特异性，其茎环状结构有促进登革病毒 RNA 反应的功能。病毒的基因包含一个长 ORF，翻译成一个大的多聚蛋白，在翻译时或翻译后，多聚蛋白被切割修饰成熟，氨基端编码结构蛋白（C – prM – E），随后为非结构蛋白（NS1 – NS2A – NS2B – NS3 – NS4A – NS4B – NS5）。

登革病毒感染后，潜伏期为 3～15 天，通常 5～7 天，潜伏期内采集的患者标本尚不能检出登革病毒或相应的机体免疫反应。发病后，病毒在血液中存在的时间（病毒血症期）约为 7 天，病毒 NS1 抗原在血液存在的时间略长。发病后 4～5 天内，可在患者的血清、血浆、白细胞、脑脊液及尸检组织标本中检出病毒抗原，分离到病毒。患者血液中抗体水平，因个体免疫状态不同而具有显著差异。若以前没有感染过登革病毒或其他黄病毒，或没有接种过黄病毒疫苗（如乙脑、黄热等），患者首次感染抗体免疫反应呈现为特异性抗体水平缓慢升高，IgM 抗体出现最早，随后出现的是 IgA 和 IgG 抗体。在发病后 3～5 天的患者中 IgM 抗体检出率约为 50%，发病后第 5 天的患者中检出率约为 80%，而在发病后第 10 天的患者中，约 99% 者可检出。IgM 抗体水平在发病后 2 周达高峰，然后逐步下降，可保持 2～3 个月。IgA 抗体出现略晚于 IgM 抗体，可保持约45 天。在发病 1 周后，可在血液标本中检出较低滴度的 IgG 抗体，之后抗体滴度缓慢升高，可持续存在多月甚至终身。如果患者属于再次感染登革病毒（登革病毒感染者以前曾感染过登革病毒，可能是曾接种其他黄病毒疫苗或感染过其他黄病毒），抗体滴度可快速升高并可和多种黄病毒产生反应。主要为高水平的 IgG 抗体，在急性期即可检出，可持续数年，甚至终身。IgA 抗体也可在急性期标本中检出。再次感染患者，恢复期早期 IgM 抗体滴度明显低于首次感染，甚至无法检出，通过计算 IgM/IgG 抗体比例，可以区分首次或再次登革病毒感染。IgA 抗体检测试剂在临床诊断中的应用尚处于评价阶段。

二、临床表现

登革病毒感染可表现为无症状隐性感染、非重症感染及重症感染等。登革热是一种全身性疾病，临床表现复杂多样。急性发热期一般持续 2～7 天。患者通常急性起病，首发症状为发热，可伴畏寒，24 h 内体温可达 40 ℃。部分病例发热 3～5 天后体温降至正常，1～3 天后再度上升，称为双峰热型。发热时可伴头痛，全身肌肉、骨骼和关节疼痛，明显乏力，并可出现恶心、呕吐、腹痛、腹泻等胃肠道症状。极期通常出现在疾病的第 3～8 天。出现腹部剧痛、持续呕吐等重症预警指征往往提示极期的开始。部分患者高热持续不缓解，或退热后病情加重，可因毛细血管通透性增加导致明显的血浆渗漏，严重者可发生休克及其他重要脏器损伤等。极期后的 2～3 天，患者病情好转，胃肠道症状减轻，进入恢复期。部分患者可见针尖样出血点，下肢多见，可有皮肤瘙痒。白细胞计数开始上升，血小板计数逐渐恢复。

三、流行病学特征

登革病毒主要是通过蚊叮咬传播，尤其是埃及伊蚊和白纹伊蚊。登革热的潜伏期一般为 3～15 天，多数 5～8 天。患者对蚊虫的传染略早于发热期直至发热期末，通常3～5 天。蚊吸带毒血后 8～12 天产生传染性，且维持终身。人群对登革病毒普遍易感，儿童症状较成人轻。一种血清型感染后可获得终生同型免疫，但对其他型感染只有短期的保护，并可能使异型病毒感染病情加重。婴儿的胎传或既往感染所产生的异型登革病毒抗体是发生重症登革出血热的危险因素。不同地区的病毒株，患者年龄、性别和人类遗传易感性也是发生登革出血热/登革休克综合征重要的危险因素。

WHO 统计，全球约 25 亿人受到登革病毒感染的威胁，涉及 100 多个国家和地区，是热带和亚热带地区严重的公共卫生问题。全球气候呈现变暖的总体趋势，登革热威胁呈日益扩大趋势，发病率快速上升，在过去 50 年里，全球报告发病数增加 30 倍。据权威数学模型估计，每年发病数可达 3.9 亿，是 WHO 估计发病数的 3 倍。在东南亚的一些国家，登革热流行呈现出 2～5 年周期性。在非洲的 4 个型登革病毒均呈地方性流行，灵长类动物间和人间均有流行。自 1977 年起，4 个血清型的登革病毒相继输入美洲的热带和亚热带地区并建立本地循环。自 1981 年起，登革病毒周期性地输入太平洋地区和澳大利亚。到 20 世纪 90 年代后期，2 个以上血清型登革病毒在加勒比海和拉丁美洲呈地方性或周期性流行。阿拉伯半岛也有少量的登革热病例和登革出血热样病例报告。

在我国，登革样疾病流行可追溯到 1873 年，当时福建厦门地区有超过 75% 的人发病。但首次实验室确诊的流行发生在 1978 年，广东省发生 4 型登革病毒引发的登革热流行，当年报告 2 万余例。之后 10 年中，有 6 年全国年报告发病数超过 1 万例，其中 1980 年达 40 余万例，主要在广东、广西、海南等省（自治区）流行。到 1985 年，4 个血清型登革病毒均在我国出现，并引起流行。20 世纪 90 年代以来，登革热在我国南方地区，多为输入性病例引起的散发或小规模暴发，疫情整体较为稳定，是否形成登革病毒本地传播的疫源地尚待证实。2014 年，以广东为主的我国南方地区登革热疫情发生较大规模流行，报告病例数为 1988 年以来在报告发病数最多的年份。

（李建东）

第二节 检 测 技 术

一、生物安全要求

在 BSL-2 的生物安全柜中进行操作。

二、登革病毒实验室检测技术

（一）实验室检测方案

登革病毒实验室检测主要包括病原学检测和血清学检测两种方法。

1. 病原学检测

主要适用于急性期血液标本。

（1）病毒分离是登革热实验室诊断的金标准，主要采用细胞培养分离的方法，一般发病后 5 天内血液标本病毒分离率较高，将标本接种于蚊源细胞（C6/36）或哺乳动物细胞［幼仓鼠肾（baby hamster kidney，BHK21）、非洲绿猴肾细胞（Vero）］进行分离培养，出现病变以后，用检测抗原或核酸的方法鉴定病毒。分离到登革病毒可以确诊，但其耗时长，不适于快速诊断。

（2）病毒核酸检测可采用多种 RT-PCR 方法，包括实时荧光 PCR 和常规 RT-PCR 方法，一般发病后 6 天内血液标本病毒核酸检出率高，在患者血清中检出病毒核酸，可确诊而且能够分型，可用于早期诊断。

（3）抗原检测主要是检测病毒 NS1 抗原，一般发病后 6 天内血液标本 NS1 抗原检出率高，标本中检出 NS1 抗原可以确诊病毒感染，适用于现场快速检测，可用于早期诊断。

2. 血清学特异性抗体检测

主要适用于发病 5 天以后血液样本。检测血清特异性免疫球蛋白 IgM 和 IgG 抗体。IgM 阳性提示患者可能新近感染登革病毒，适用于登革热早期诊断，但单份标本不能确诊。患者恢复期血清 IgG 抗体阳转或滴度较急性期呈 4 倍及以上的升高或 IgM 抗体阳转可以确诊。

（二）登革病毒核酸 RT-PCR 法分型检测方法

感染性标本的灭活要求在 BSL-2 实验室操作，从灭活标本中提取登革病毒 RNA 的实验可在 BSL-1 实验室操作，PCR 分型检测在专门 PCR 室或区域操作。

1. RNA 的提取

使用 QIAamp Viral RNA Mini 试剂盒提取血清标本中病毒 RNA（使用其他方法可参照相关试剂盒说明书）。

（1）吸取 560 μL 包含载体 RNA 的裂解液 AVL 缓冲液至 1.5 mL 离心管中。

（2）向上述的液体中加入 140 μL 样品，脉冲涡旋式混匀 15 s，室温孵育 10 min，简单离心使离心管顶端液体落到底部。

（3）在样品中加入 560 μL 96%～100% 的乙醇，混匀 15 s，再简单离心。

（4）小心地将 630 μL 液体加入未浸湿的 QIAamp 小柱中，盖好盖，8 000r/min 离心 1 min，弃去收集管，将柱子置于一新的 2 mL 收集管上。

（5）打开 QIAamp 小柱的盖子，重复步骤（4），直至样品全部离心。

（6）打开盖子，向柱中加入 500 μL AW1 缓冲液，盖好盖，8 000 r/min 离心 1 min，弃去收集管，将柱子置于一新的 2 mL 收集管上。

（7）打开盖子，加入 500 μL AW2 缓冲液，盖好盖，14 000 r/min 离心 3 min。将柱子置于一新的 2 mL 收集管上，空离 1 min。

（8）将柱子置于一新的 1.5 mL 离心管上，加入 50 μL AVE 洗脱缓冲液，室温孵育 1 min，8 000 r/min 离心 1 min。

2. RNeasy Mini Kit 提取媒介组织标本或血液标本病毒 RNA

使用其他方法可参照相关试剂盒说明书。

（1）从 Kit 中取出 RLT 液，根据标本数量分装适量 RLT 液，按照 1∶100 体积比分别加入 β–巯基乙醇，分装至相应的预先标记好的微量离心管中，每管 600 μL。

（2）将 150 μL 组织研磨混悬液分别加入相应的 RLT 液管中，充分混匀。

（3）混匀后依次加入 750 μL 70% 的乙醇，充分混匀。

（4）从 Kit 中取出带收集管的滤柱，打开包装将其做好标记。取步骤（3）中的混合液 750 μL 加入滤柱中，12 000 r/min，离心 15 s，弃收集管中的离心液。

（5）滤柱仍放回收集管上，将步骤（4）剩余的混合液全部转入滤柱中，12 000 r/min，离心 15 s，弃离心液。

（6）于滤柱中加入 700 μL 清洗缓冲液（wash buffer）RW1 液，12 000 r/min，离心 15 s。

（7）从 QIAGEN RNeasy Mini Kit 中取一支干净的 2 mL 收集管，将离心后的滤柱移到新的收集管上，加入 500 μL 清洗缓冲液 RPE 液，12 000 r/min，离心 15 s。

（8）弃收集管中的离心液，再于滤柱中加入 500 μL 清洗缓冲液 RPE 液，13 000 ～ 14 000 r/min，离心 2 min。

（9）将滤柱移到一个无 RNA 酶的干净的 1.5 mL EP 管上，向滤柱中加入 30 ～ 50 μL 的 RNase-free water，室温静置 1 ～ 3 min。

（10）12 000 r/min 离心 1 min，离心液为 RNA，立即检测或 −70 ℃ 以下保存。

3. 常规半套式 RT-PCR 方法检测登革病毒核酸

（1）引物序列（表 2 − 6 − 1）。

表 2 − 6 − 1　引物序列

引物	序列（5′→ 3′）	片段大小/bp
D1	TCAATATGCTGAAACGCGCGAGAAACCG	511
D2	TTGCACCAACAGTCAATGTCTTCAGGTTC	511
TS1	CGTCTCAGTGATCCGGGGG	482（D1 + TS1）
TS2	CGCCACAAGGGCCATGAACAG	119（D1 + TS2）
TS3	TAACATCATCATGAGACAGAGC	290（D1 + TS3）
TS4	CTCTGTTGTCTTAAACAAGAGA	392（D1 + TS4）

（2）PCR 扩增。

根据实验室内所使用病毒核酸 PCR 扩增试剂盒特点，正向引物 D1 和反向引物 D2 配制第一轮 PCR 体系，进行第一轮 PCR 扩增。推荐反应条件为 94 ℃ 预变性 2 min，然后 94 ℃ 变性 30 s，55 ℃ 退火 30 s，72 ℃ 延伸 1 min，扩增 40 个循环，最后 72 ℃ 延伸 10 min。

第二轮分型 PCR 扩增体系配制采用正向引物 D1 与反向引物 TS1、TS2、TS3 和 TS4。推荐反应条件为 94 ℃ 预变性 2 min，然后 94 ℃ 变性 30 s，55 ℃ 退火 30 s，72 ℃ 延伸 1 min，扩增 30 个循环，最后 72 ℃ 延伸 10 min。

（3）1.5% 琼脂糖电泳分析，确定病毒型别。

（4）结果判读。

1）阳性结果。

1 型：电泳显示略 <500 bp 的 DNA 片段。

2 型：电泳显示略 >100 bp 的 DNA 片段。

3 型：电泳显示略 <300 bp 的 DNA 片段。

4 型：电泳显示略 <400 bp 的 DNA 片段。

2）阴性结果。无特异性核酸片段扩增。

3）意义。阳性结果可以确诊登革病毒感染，可用于登革热早期诊断，阴性结果不能排除诊断。

4. 实时荧光定量 RT-PCR 法分型检测登革病毒核酸

（1）引物与探针（表 2 – 6 – 2）。

表 2 – 6 – 2　引物与探针序列

引物/探针	序列（5′→3′）	荧光标记
DEN – 1F	CAAAAGGAAGTCGTGCAATA	
DEN – 1C	CTGAGTGAATTCTCTCTACTGAACC	
DEN – 1P	CATGTGGTTGGGAGCACGC	FAM/BHQ – 1
DEN – 2F	CAGGTTATGGCACTGTCACGAT	
DEN – 2C	CCATCTGCAGCAACACCATCTC	
DEN – 2P	CTCTCCGAGAACAGGCCTCGACTTCAA	HEX/BHQ – 1
DEN – 3F	GGACTGGACACACGCACTCA	
DEN – 3C	CATGTCTCTACCTTCTCGACTTGTCT	
DEN – 3P	ACCTGGATGTCGGCTGAAGGAGCTTG	Texas Red/BHQ – 2
DEN – 4F	TTGTCCTAATGATGCTGGTCG	
DEN – 4C	TCCACCTGAGACTCCTTCCA	
DEN – 4P	TTCCTACTCCTACGCATCGCATTCCG	Cy5/BHQ – 3

（2）实时荧光定量 RT-PCR 扩增。

实时荧光定量 RT-PCR 扩增反应配制体系，参考如下：RNA 模板 5 μL，酶 0.5 μL，缓冲液 12.5 μL，引物各 0.5 μL（共 4 对，8 条），探针各 0.25 μL，加水至总体积 25 μL。推荐反应条件为 50 ℃ 30 min、95 ℃ 2 min、95 ℃ 15 s、60 ℃ 30 s 扩增 40 个循环。

（3）结果判断。以荧光 PCR 反应的前 3～15 个循环的荧光信号作为本底信号，以本底信号标准差的 10 倍作为荧光阈值，标本扩增产生的荧光信号达到荧光阈值时所对应的循环数为循环阈值 Ct 值，以 $Ct<35$ 荧光信号数据线性化处理后对应循环数生成的曲线图成"S"形的标本，可判断为相应的登革病毒核酸检测阳性。

（4）意义。荧光定量 RT-PCR 是一种灵敏、特异、低污染的登革病毒 RNA 检测方法，可以定性或定量检测登革热患者血清或蚊媒标本中的登革病毒。阳性结果可以确诊登革病毒感染，可用于登革热早期诊断，阴性结果不能排除诊断。

（三）细胞培养分离登革病毒

1. 适用范围

（1）无菌采集发病后 5 天内的登革患者血标本。

（2）经研磨处理的蚊媒标本。

2. 实验前准备

（1）准备生长状态良好的单层 C6/36 或幼仓鼠肾（BHK21）细胞。

（2）待测样品在检测前应放置于 2～8 ℃冰箱或置于冰上。

3. 操作步骤

（1）取 10 μL 患者血清或蚊悬液 20 μL 用 Hank's 液按 1∶10 稀释至 0.1 mL 或 0.2 mL 备用。

（2）将在 24 孔细胞培养板上培养好的单层细胞上清弃掉，用 Hank's 液洗涤 2 次。

（3）将稀释好的标本接种细胞，接种 C6/36 细胞在 28 ℃吸附 1 h，BHK21 细胞在 37 ℃吸附 1 h，补加维持液至 1 mL，C6/36 细胞在 28 ℃培养，BHK21 细胞在 37 ℃培养。

（4）每天观察细胞病变（CPE）情况，直至第 7 天。如果无 CPE，则盲传三代（每次取细胞悬液 0.1 mL）接种细胞传代。

（5）免疫荧光法鉴定登革病毒。

1）细胞抗原片的制备。出现 CPE 的细胞倒去维持液（若盲传无 CPE 出现，仍然按此方法制备），用 pH 7.2 PBS 洗涤 2 次，加 PBS 用滴管把细胞从管壁上吹下，吹散，1 000 r/min 离心 5 min，弃去 PBS，细胞沉淀用 0.2mL PBS 吹散，滴加在抗原片上，吹干，冷丙酮固定 10 min，PBS 冲洗 2 次，蒸馏水漂洗 1 次，吹干备用。

2）按顺序滴加荧光标记单克隆抗体 2 孔，对照 2 孔（加 PBS），置湿盒内37 ℃水浴 30 min。

3）取出，用 PBS 冲洗 3 次，蒸馏水漂洗 1 次，吹干。

4）荧光显微镜观察结果。

5）也可采取检测病毒 NS1 抗原（参见相关试剂盒说明书）或核酸鉴定登革病毒。

6）结果判断：免疫检测有特异性黄绿色颗粒状荧光，检测出病毒 NS1 抗原或病毒核酸可确定病毒分离成功。

7）意义：从患者血清或蚊媒中分离出登革病毒，说明存在登革病毒感染，阴性结果不排除存在登革病毒感染。

（李建东）

第七章　人类小 DNA 病毒 B19

第一节　基本特征

人类小 DNA 病毒 B19（human parvovirus B19，HPV B19）属于小 DNA 病毒科（Picornaviridae）红细胞病毒属（*Parvoviridae*，*Erythrovirus*），是目前已知最小的 DNA 病毒之一。1974 年，由 Cossart 等人从献血者血液筛查乙型肝炎乙肝病毒表面抗原时发现，病毒名称来自于其标本编号。随后的研究证明 HPV B19 和一系列人类疾病有关，包括感染后关节炎和关节痛，引起镰状细胞性贫血患者发生再生障碍危象，孕期感染导致孕妇自然流产或死产，以及引起出疹性疾病包括儿童常见的传染性红斑，也称第五号病。

有 25% 的 HPV B19 感染者无临床症状，最特异的临床表现是出疹，约有 50% 感染者伴有皮疹，并通常出现非特异流行性感冒（流感）样症状，包括发热、乏力、肌痛。HPV B19 主要通过呼吸道传播，也可经输入血制品或破损皮肤等传播，此外，母婴传播及器官移植也是常见的传播方式。由于 HPV B19 易于传播，可引起社区的暴发、流行，研究发现 15 岁以下儿童中有 50% 曾感染过该病毒，病毒免疫球蛋白（IgG）抗体阳性。由于 HPV B19 病毒缺乏脂质包膜，使病毒对物理灭活方法耐受，对温度、干燥不敏感，可在 56 ℃存活 60 min 以上，但甲醛、伽玛射线和 β − 丙内酯可灭活病毒。

一、病原学特征

HPV B19 结构简单，由 2 种衣壳蛋白和 1 个线性、单股 DNA 构成。病毒颗粒直径 22～24 nm，呈二十面体立体对称，电镜观察时常发现实心和空心两种病毒颗粒。病毒颗粒由 60 个拷贝的衣壳体和正链或负链 DNA 组成。X 射线结晶显示，HPV B19 病毒和其他小 DNA 病毒科病毒显著不同，缺乏二十面体的三重轴的突起结构，该结构被认为与病毒宿主识别和病毒抗原相关。HPV B19 病毒基因组长约 5.596 kb，由 1 个长 4.83 kb 的内部编码序列和两端长约 383 bp 的末端重复序列组成。基因组至少有 2 个开放性读码框架，分别编码 1 个非结构蛋白（NS1）和 2 个衣壳蛋白（VP1 和 VP2）。通过重叠转录，病毒 DNA 基因组产生至少转录产生 9 种转录核糖核酸（RNA），均来自病毒基因组左侧的 1 个单独 P6 启动子。病毒在宿主细胞内 DNA 聚合酶作用下，双体的 DNA 分解成 2 个单体，并以其为母链，合成病毒的正链和反链。

HPV B19 病毒衣壳由 2 种结构蛋白 VP1 和 VP2 组成，通过转录 1 个重叠的阅读编码框获得，其中 VP2 为衣壳蛋白的主体，占衣壳蛋白的 90%～95%。VP1 位于衣壳外部，易与抗体结合，是病毒抗原的主要分布位点。研究表明，VP1 蛋白抗原为线性抗原表位，而 VP2 蛋白抗原为构象抗原表位。但单纯的 VP2 不能产生有活性的中和抗体，只有 VP1 或 VP1-VP2 融合后产生的蛋白，才能诱发机体产生中和抗体。尽管 HPV B19 病毒在氨基酸水平差异可达到 3%，但目前未发现抗原变异株，所有 HPV B19 病毒株均能被抗病毒血清交叉中和。

非结构蛋白 NS1 是一种磷蛋白，又分为 3 种（7.5 kDa、11 kDa 和 NS1），与病毒复制、基因转录和靶细胞凋亡有关。NS1 蛋白具有调节 P6 启动子，水解腺苷三磷酸，从而获得能量，激活解旋酶，调节病毒 DNA 复制等活性。研究表明，NS1 蛋白可通过激活半胱氨酸天冬氨酸蛋白酶 -3 通路引起感染细胞凋亡，由于 NS1 的细胞毒作用，至今尚未找到在体外持续培养病毒的细胞系。

和其他无包膜 DNA 病毒一样，HPV B19 复制周期包括病毒和细胞受体结合、内化、进入宿主细胞核、DNA 复制、RNA 转录、病毒颗粒和基因组组装，最终导致感染细胞裂解释放病毒颗粒。HPV B19 具有红细胞嗜性，可以直接与病毒受体红细胞糖苷脂，也称红细胞膜 P - 抗原结合，能导致人血液中红细胞凝集。

二、临床表现

（1）传染性红斑是 HPV B19 感染最常见的表现，并且主要出现于儿童，也被称为第五号病，因为在 19 世纪后期将其分类为 6 种儿童发疹性疾病中的第五种。通常传染性红斑是一种轻微的自愈性疾病，典型临床表现是面部出现皮疹，有种"被拍击过的面颊"外观，口周苍白，此前可有轻微的发热。皮疹可在手臂和腿部迅速出现，并且通常其外观呈花边样网状红斑。躯干、手掌和足跖较少受累。皮疹偶尔表现为斑丘疹、麻疹样、疱疹样、紫癜样或有瘙痒等特征。典型的皮疹在 1 周左右消退，但也可在数周间断出现，特别是在紧张、运动、暴露于阳光、沐浴或环境湿度发生改变时。成人感染通常无皮疹或为非特异，且缺乏特征性面部红斑。

（2）在成人和大龄儿童可见急性关节痛和关节炎，可伴有皮疹。典型的关节炎呈对称性，最常累及腕、手和膝关节。关节炎一般在 3 周左右消退，不具有破坏性。然而，对于少数患者，关节炎可持续数月甚至数年。儿童感染后关节痛和关节炎不常见。

（3）HPV B19 是暂时性再生障碍危象的病原之一。这种危象在慢性溶血性疾病患者中突然发生。几乎所有的溶血性疾病，包括镰状细胞性疾病、红细胞酶缺乏症、遗传性球形红细胞增多症、地中海贫血、发作性夜间血红蛋白尿症和自身免疫性溶血，都可受 HPV B19 感染的影响。HPV B19 诱发的再生障碍危象还可发生于急性失血的患者。患者呈现虚弱、嗜睡、苍白及严重贫血。这一综合征之前患者常有持续数天的非特异性症状。此外，患者有显著网织红细胞减少，持续 7～10 天。其骨髓中已无红细胞系前体细胞，尽管粒细胞系统正常。暂时性再生障碍危象可引起危及生命的贫血，并且需要紧急输血治疗。

（4）有免疫缺陷的患者可能不能消除 HPV B19 感染，这很可能是由于不能产生足够水平的病毒特异性 IgG 抗体。其结果形成持续性感染伴有骨髓中红细胞系统前体细胞的破坏和需依赖输血的慢性贫血。这种情况已在与 HIV 感染相关的免疫缺陷患者、先天性免疫缺陷、急性淋巴细胞性白血病维持化疗时，以及接受骨髓移植患者中得到描述。此外，某些特发性纯红细胞性再生障碍很可能也是由 HPV B19 病毒持续感染所致。

（5）妊娠妇女感染 HPV B19 通常不会对胎儿发育产生不良影响。据估计，只有少于 10% 的孕妇感染 HPV B19 导致胎儿死亡，其原因通常是因为胎儿有严重贫血和充血性心力衰竭，引起非免疫性胎儿水肿症，可在胎儿组织中检测到 HPV B19，而且主要感染了幼红细胞。外国的研究表明，宫内 HPV B19 感染也可导致胎儿脑组织感染，感染主要在白质，可出现多核巨细胞。在感染局部可检测出该病毒的 DNA 及抗原。

（6）急性呼吸道炎见于急性 HPV B19 感染初期，表现感冒样症状。HPV B19 病毒感染与有些婴幼儿的急性哮喘发作和急性阻塞性毛细支气管炎有关。

（7）急性心肌炎或心肌心包炎。婴儿和儿童 HPV B19 感染偶可发生严重心肌炎。

（8）各种血管炎性综合征。HPV B19 感染也可能在毛细血管炎、白细胞碎裂性脉管炎和坏死性脉管炎等起着重要作用。

三、流行病学特征

HPV B19 是全球常见的人类致病病原体之一。外国的研究发现，在 1～5 岁儿童中，HPV B19 IgG 抗体阳性率为 2%～15%，6～19 岁青少年为 15%～60%，成人为 30%～60%，老年人则大于 85%。我国对广州地区献血者 HPV B19 感染状况研究发现，1 760 位献血者中 HPV B19 IgG 抗体阳性率为 38.6%，IgM 阳性率为 1.9%，两者差异有统计学意义。而 HPV B19 IgM 抗体阳性样本中 HPV B19 DNA 核酸检出率为 63.6%，IgG 抗体阳性样本中 HPV B19 DNA 核酸检出率为 1.8%，两者差异有统计学意义，表明广州地区献血者中 HPV B19 既往感染率较高，但 HPV B19 急慢性感染率较低。对湖南省湘潭地区育龄妇女 HPV B19 感染状况进行研究，5 065 例育龄妇女中 HPV B19 的感染率为 12.62%，分组发现不良妊娠结局组、妊娠组和婚检组的感染率分别为 18.59%、11.12% 和 10.55%，不良妊娠结局组和其他两组感染率差异有统计学意义，而感染组与非感染组不良妊娠结局发生率差异有统计学意义，说明妊娠期感染 HPV B19 是引起不良妊娠结局的重要原因之一。

传染性红斑的发病高峰季节主要为晚冬和早春。每 3～4 年，HPV B19 出现一次流行，主要表现是社区儿童传染性红斑的数量增加，在一些情况下，出现短暂的再生障碍性危象病例。在暴发传染性红斑或引起的再生障碍性贫血危象中，有 10% 的病例发生在 5 岁以下儿童，70% 的病例是 5～15 岁的儿童，而 20% 的病例为 15 岁以上。在易感者中 HPV B19 二次传播很常见。在学校或家庭环境中，HPV B19 的二次发病率在易感儿童中为 50%，易感教师中为 20%～30%。

HPV B19 主要通过呼吸道传播，也可通过血液制品和母婴传播。在病毒血症期，HPV B19 核酸可以在呼吸道分泌物中检出。和 HPV B19 导致疾病种类无关，HPV B19

感染病例和病例之间的时间间隔通常为 6～11 天。

四、实验室诊断技术

1. 检测血清 HPV B19 抗体

检测特异性 IgM、IgG 抗体多采用 ELISA、荧光免疫法或放射免疫法、捕获血黏附试验。在 HPV B19 急性感染症状出现后 3 天内，90% 即可检出 HPV B1 毒 IgM 抗体，直至病后 2～3 个月。血清 HPV B19 IgG 抗体在病后第 2 周开始检出，持续数年甚至终身。免疫缺陷患者的 HPV B19 慢性持续性感染，HPV B19 病毒抗体难以检出。胎儿 HPV B19 感染的早期诊断可检测孕妇血清特异性 IgM 抗体，在分娩后可测定脐血特异性 IgM。

2. HPV B19 病毒 DNA 检测

在 HPV B19 病毒感染的病毒血症期，应用分子杂交技术较容易从患者血清中检出病毒 DNA，PCR 技术的敏感性更高，阳性率94%，但可有假阳性。标本也可为呼吸道分泌物、脐血、骨髓、羊水、胎儿组织。

3. HPV B19 抗原检测

应用 ELISA 方法可直接从急性期患者血清中检出病毒衣壳蛋白 VP1 及 VP2，其敏感性低于 PCR，但快速、价廉、结果可靠，适宜于常规检查。

4. 电镜检测

可直接在电镜下观察各种标本受染细胞核内的病毒包涵体和颗粒。

参考文献

［1］ Anderson L J，Tsou C，Parker R A，et al. Detection of antibodies and antigens of human parvovirus B19 by enzyme-linked immunosorbent assay ［J］. J Clin Micorbiol，1986，24：522－526.

［2］ Cohen B J，Buckley M M. The prevalence of antibody to human parvovirus B19 in England and Wales ［J］. J Med Microbiol，1988，25：151－153.

［3］ Erik D H，Kevin E B. Human Parvovirus B19 ［J］. Clin Mricobiol Rev，2002，15 (3)：485－505.

［4］ Kelly H A，Siebert，Hammond R，et al. The age-specific prevalence of human parvovirus immunity in Victoria, Australia compared with other part of the world ［J］. Epidemiol Infect，2000，124：449－457.

［5］ Ken B，Colin R P. Parvoviridae ［M］// Knipe D M，Howley，Peter M. Fields Virology. 5th ed. Philadelphia：Lippincott Williams & Wilkins，2007：2437－2467.

［6］ 彭燕，莫吉祥，罗利萍，等. 湖南湘潭地区育龄妇女人微小病毒 B19 流行病学调查. 现代预防医学 ［J］. 2014，41 (6)：997－999.

［7］ 郑优荣，李仲平，梁浩坚，等. 广州地区献血人群人类细小病毒 B19 感染情况及

病毒载量分析［J］. 中国输血杂志，2009，22（7）：549－551.

［8］ 邵惠训. 人类微小病毒 B19 感染的最新进展［J］. 医学综述，2001，17（20）：3063－3066.

（毛乃颖）

第二节　检　测　技　术

一、生物安全要求

在 BSL-2 的生物安全柜中进行操作。

二、HPV B19 实验室检测技术

（一）血清学检测

1. IgM 抗体定性测定（ELISA 法）

本实验所涉及的临床标本为血清标本。

（1）检测仪器设备和材料：清及血浆收集设备；精确的微量加样器（10 μL、100 μL、1 mL、5 mL）；蒸馏水；吸血纸；计时器；手工或自动洗板装置；酶标仪。

（2）诊断试剂材料：ELISA 板、校准品、HPV B19 IgM 抗体弱阳性对照血清、HPV B19 IgM 抗体阴性对照血清、酶结合物、HPV B19 抗原、样品稀释液、洗脱液、四甲基联苯胺（tetramethyl benzidine，TMB）底物、终止液。

（3）检测步骤。

1）所有试剂及样品均平衡至室温（20～25 ℃）。

2）待测样本（血清）用样品稀释液 1∶100 稀释。

3）加校准品、阴性、阳性及待测血清每孔 100 μL，每种样品加 2 孔，加盖孵育 1 h（20～25 ℃），洗涤 4 次，于吸水纸上拍干。

4）每孔加入 100 μL 人小 DNA 病毒 B19 抗原，加盖孵育 30 min（20～25 ℃），洗涤 4 次，于吸水纸上拍干。

5）每孔加入 100 μL IgM 酶结合物，加盖孵育 30 min（20～25 ℃），洗涤 4 次，于吸水纸上拍干。

6）每孔加入 100 μL TMB 底物，室温孵育 10 min。

7）每孔加入 100 μL 终止液并且混匀。

8）于酶标仪上 450 nm 波长测量 OD 值。

（4）结果判断。

1）肉眼判定：与阴性对照血清有明显区别的黄色判为阳性。

2）酶标仪判定：OD 值 $\geqslant 1.1 \times COV$（cut off value，阈值）者为 B19 IgM 阳性；OD 值 $\leqslant 0.9 \times COV$，为 B19 IgM 阴性；吸光度在 $0.9 \times COV \sim 1.1 \times COV$ 之间者，意义不明确，可重新测定。其中 $COV =$ 校准品的平均吸光度 $\times LSC$（批次特异常数，lot specific constant，LSC）由试剂盒给出，不同批次的试剂盒 LSC 可能不同。

（5）质量控制。

1）校准品的平均 OD 值 $\geqslant 1.2$，阴性对照品应 OD 值 $\leqslant 0.15$ 且 OD 值 $\leqslant 0.9 \times COV$，弱阳性对照品应 $0.25 \leqslant OD$ 值 $\leqslant 0.6$ 且 OD 值 $\geqslant 1.1 \times COV$，否则视为无效。

2）非同次测定的结果可依据指数值（index value，IV）进行比较，其中 $IV =$ 样品 OD 值/COV。

（6）支持文件：HPV B19 IgM 酶联免疫分析说明书（Parvovirus B19 IgM Enzyme Immunoassay，Biotrin 公司）

2. B19 IgG 抗体检测

本实验所用临床标本为血清标本。

（1）检测仪器设备和材料（同 IgM 检测方法）。

（2）诊断试剂材料：校准品、HPV B19 IgG 抗体弱阳性对照血清、HPV B19 IgG 抗体阴性对照血清、酶结合物、HPV B19 抗原、样品稀释液、洗脱液、TMB 底物、终止液。

（3）检测步骤。

1）所有试剂及样品均平衡至室温（20～25 ℃）。

2）待测样本（血清）用样品稀释液 1:100 稀释。

3）加校准品、阴性对照、弱阳性对照及待测血清每孔 100 μL，每种样品加 2 孔，加盖孵育 1 h（20～25 ℃），洗涤 4 次，并于吸水纸上拍干。

4）每孔加入 100 μL IgG 酶结合物，加盖孵育 30 min（20～25 ℃），洗涤 4 次，并于吸水纸上拍干。

5）每孔加入 100 μL TMB 底物，室温孵育 10 min。

6）每孔加入 100 μL 终止液并且混匀。

7）于酶标仪上 450 nm 波长测量（OD 值）。

（4）结果判断。

1）肉眼判定：与阴性对照血清有明显区别的黄色判为阳性。

2）酶标仪判定：OD 值 $\geqslant 1.1 \times COV$ 者为 B19 IgG 阳性；OD 值 $\leqslant 0.9 \times COV$ 为 B19 IgG 阴性；OD 值在 $0.9 \times COV$ 与 $1.1 \times COV$ 之间者，意义不明确，可重新测定。其中 $COV =$ 校准品的平均吸光度 $\times LSC$，LSC 由试剂盒给出，不同批次的试剂盒 LSC 可能不同。

（5）质量控制。

1）校准品的平均 OD 值 $\geqslant 1.2$，阴性对照品 OD 值 $\leqslant 0.15$ 且 $\leqslant 0.9 \times COV$，弱阳性对照品 $0.25 \leqslant OD$ 值 $\leqslant 0.6$ 且 $\geqslant 1.1 \times COV$，否则视为无效。

2）非同次测定的结果可依据 IV 进行比较，其中 $IV =$ 样品 OD 值/COV。

（6）支持文件。HPV B19 IgG 酶联免疫分析说明书（Parvovirus B19 IgG Enzyme Immunoassay，Biotrin 公司）。

方法点评：该方法是一种常用实验室检测方法，可用于对 HPV B19 疑似病例的实验室诊断，操作简单，适用于具有 ELISA 检测能力的实验室。

（二）核酸检测

1. 核酸制备

HPV B19 病毒为 DNA 病毒，可从患者血清中直接检测此病毒核酸，核酸抽提方法及步骤同前。

2. real-time PCR 扩增

（1）引物和探针。

引物：B19P1，5′ – GACAGTTATCTGACCACCCC CA – 3′；B19P2，5′ – GCTAACTTGC CCAGGCTTGT – 3′；扩增 B19 基因组（NC_000883.1）2 876～2 988 nt，产物长 113 bp。

探针：B19-probe 5′ FAM-CCAGTAGCAGTCATGCAGAACCTAGAGGAGA-TAMRA 3′（检测野生型 B19）；con-probe 5′ VIC-AGAGGAGATCCAAGACGTACTGACAATGACC-TAMRA 3′（检测内对照）。

（2）实验步骤。

1）反应体系：按照试剂盒说明书要求，将 master mix、引物、探针按样本量的大小以一定比例混合。

2）将混合物 15 μL 加入到 96 孔板中，设置 3 组阴性对照（纯水，不加模板，不加引物和探针）。

3）加入模板 5 μL，用膜封口。

4）按照设定好的条件进行 real-time PCR 反应。

（3）结果分析。

1）阴性对照未检出荧光信号，否则本次结果无效。

2）B19 探针信号阳性者，视为检测结果阳性；可依据建立的标准曲线进行核酸拷贝数定量。

3）B19 探针信号阴性、内对照探针阳性者，视为检测结果阴性。

4）B19 探针信号阴性、内对照探针阴性者，该样品的检测结果无效。说明核酸回收率低或 PCR 反应受到抑制，对该样品需重新检测。

方法点评：该方法是一种常用实验室检测方法，可用于对 B19 疑似病例的实验室诊断，有核酸检测能力和/或有资质的实验室均可开展。

参考文献

［1］Aberham C, Pendl C, Gross P, et al. A quantitative, internally controlled real-time PCR assay for the detection of parvovirus B19 DNA［J］. J Virol Methods, 2001, 92（2）: 183 – 191.

（毛乃颖）

第八章　EB 病毒

第一节　基 本 特 征

EB 病毒（Epstein-Barr virus，EBV，埃泼斯坦－巴尔病毒，非洲淋巴细胞瘤病毒）属疱疹病毒科，γ 亚科，是一种普遍感染人类的病毒，具有潜伏及转化（transformation）的特性。EBV 在 1964 年由 Epstein 及 Barr 等从非洲儿童恶性淋巴瘤的细胞培养中被首先发现，故命名为 EB 病毒。EBV 为 DNA 病毒，其基因组约 172 kb，编码近 100 种蛋白质。EBV 可分为 1、2 型（也称 A 型和 B 型），我国 EBV 流行株以 1 型（A 型）为主，2 型（B 型）则在非洲多见。1 型 EBV 在体外转化 B 细胞的能力强于 2 型。在免疫受损的患者，可以发生 1 型和 2 型混合感染。EBV 成熟感染性颗粒直径为 150～200 nm，培养需 4～6 周。1968 年，该病毒被确定是引起传染性单核细胞增多症（infectious mononucleosis，IM）的病原。

一、临床表现

原发性 EBV 感染所致的典型临床表现为 IM，该病为一种单核－巨噬细胞系统急性增生性传染病，其典型临床"三联征"为发热、咽峡炎和颈淋巴结肿大，可合并肝脾肿大，外周血中异型淋巴细胞增高。IM 是一良性自限性疾病，多数预后良好，少数可出现噬血综合征等严重并发症。

（1）潜伏期：在小儿潜伏期较短，为 4～15 天，大多为 10 天；青年期较长，可达 30～50 天。

（2）发病或急或缓，半数患者有前驱征，继之有发热及咽痛，全身不适、恶心、疲乏、腹痛、肌痛、头痛等。

（3）典型症状：症状轻重不一，少年期常比幼年期重；年龄越小症状越不典型，2 岁以下者，肝、脾、淋巴结肿大及一般症状均可不显著。一般说典型症状可在发病 1 周后方完全出现。

1）发热。绝大多数病儿有不同程度的发热。热型不定，一般波动在 39 ℃左右，偶亦可超过 40 ℃。发热维持 1 周左右，时伴冷感或出汗、咽喉痛。虽会高热，中毒症状却较细菌性咽炎为轻。幼儿可不发热或仅有低热。

2）淋巴结肿大。90%以上的患者有淋巴结肿大，为本病的特征之一。肿大部位主要在双侧前后颈部（环绕胸锁乳突肌的上段），且后颈部常较前颈部先出现，两侧可不对称较柔韧，无压痛、互不粘连。肿大淋巴结亦可出现于腋窝，肱骨内上髁和鼠蹊部，直径为 1～4cm。有时可见于胸部纵隔，则应和结核、淋巴肿瘤作鉴别。肿大的淋巴结一般在数天、数周内逐渐缩小，但对于消退慢者，可达数月。

3）咽峡炎。80%以上的患儿出现咽痛及咽峡炎症状。扁桃体充血、肿大，陷窝可见白色渗出物，偶可形成假膜，需与化脓性扁桃体炎、白喉鉴别。约 1/3 的病儿前腭黏膜可出现丘疹及斑疹。

4）肝脾肿大。约 50% 的病例可有肝脾肿大、肝区压痛，还可出现类似肝炎的症状，约 10% 的病例出现黄疸，基本上不会转变为慢性肝病或肝硬化，但曾有报告伴发 Reye 综合征者。在发病约 1 周多可触及脾脏 1～3 cm，伴轻压痛。但亦有在病程第 2 周脾脏急骤增大而引起左上腹胀满及触痛者，此时触诊应轻柔，避免局部受撞击，警惕脾破裂的危险，2～3 周后脾脏即渐次缩小。偶见报道有肝脾显著增大及黄疸的病例。

5）眼睑浮肿。50%病例可有眼睑浮肿。

6）皮疹。皮疹的出现率约为 10%，并无定型；常见的皮疹呈泛发性，多在病程第 4～10 天出现。可为猩红热样、麻疹样、水疱样或荨麻疹样斑丘疹。3～7 天即消退，消退后不脱屑，也不留色素。皮肤黏膜出血仅属偶见。由于无特异性疹型，对诊断并无大帮助。

二、并发症

如其他急性全身性病毒感染一样，本病有多样的并发症，其发生率虽不高，但对预后影响很大。

（1）血液系统。可有 Coomb（库姆斯）试验阳性的自身免疫性溶血性贫血，出现于病程的 1～2 周，且大多可在 1 个月内停止发展。可发生粒细胞减少、全血细胞减少或免疫性血小板减少性紫癜，噬血细胞性淋巴组织细胞增生症。

（2）神经系统。0.37%～7.30% 患儿可出现此类合并症，症状差异很大，包括脑炎、无菌性脑膜炎、吉兰 - 巴雷综合征、视神经炎以及中枢神经系统淋巴瘤等，其中尤以横贯性脊髓病为最严重，可突然出现双下肢瘫痪及尿潴留。虽神经系病变多能恢复，但也可发生后遗症或死亡。

（3）消化系统。国外资料显示 80% ～90% 的 IM 患者发生肝功能损害。国内资料亦显示 67.9%～73.0% 的 IM 病例并发肝脏肿大，但肝功能受损者的比例较国外低，约为 50%。天冬氨酸氨基转移酶（AST）与丙氨酸氨基转移酶（ALT）中度上升，且肝功能损害的程度与患者的年龄相关，年龄越大，肝功能损害的程度越重。国内儿童 IM 肝功能损害的发生率较国外 IM 病例低的原因可能与 IM 的年龄有关，因为国内儿童 IM 病例多发生在学龄前儿童，而国外 IM 病例多为青少年。EBV 感染所致的肝损害不是 EBV 对肝细胞的直接损害，而可能是 EBV 作为一种免疫启动因子而致的间接免疫损伤。曾报告患者有肝坏死，也可有食道静脉曲张。

（4）呼吸系统。偶可因扁桃体明显肿大及咽部淋巴组织增生引起呼吸和吞咽困难。也可并发胸膜炎或胸腔积液、间质性肺炎等。

（5）心脏。不常见，出现率为1%～6%，心电图可见非特异性T波改变或轻度传导不正常。心肌炎和心包炎则少见。

（6）眼部。可并发结膜炎、视神经炎、视网膜炎、巩膜炎、葡萄膜炎、复视、偏盲、斜视、眼睑下垂等。

（7）泌尿系统。血尿、蛋白尿、肾炎、肾病综合征以及溶血性尿毒综合征等。

（8）其他。腮腺炎、睾丸炎、中耳炎等。

三、流行病学

EBV在正常人群中感染非常普遍，90%以上的成人血清EBV抗体阳性。我国20世纪80年代的流行病学研究显示，3～5岁时，80.7%～100%儿童血清EBV阳性转化；在10岁时，100%的儿童血清EBV阳性。随着我国经济的发展和居民生活水平大幅提高，与80年代相比，我国儿童原发性EBV感染的年龄有所延迟。

EBV主要通过唾液传播，也可经输血和性传播。国外资料显示，6岁以下儿童原发性EBV感染大多表现为无症状感染或仅表现为上呼吸道症状等非特异性表现，但在儿童期、青春期和青年期，约50%的原发性EBV感染表现IM。本病分布广泛、多散发，亦可呈小流行。与西方发达国家IM多见于青少年和年轻成人不同，国内儿童IM的发病高峰年龄在4～6岁，这与国内儿童原发性EBV感染的年龄较早有关。本病自潜伏期至病后6个月以上均可传播病原体。在只经血清学证实的恢复期患者中，仍有15%的患者咽部可间断排出病毒。

参考文献

[1] 刘亚丽，闫静，关晓蕾，等. 基于733例择期手术患儿的EB病毒感染血清流行病学调查 [J]. 中国循证儿科杂志，2012，7（6）：450－453.

[2] Luzuriaga K, Sullivan J L. Infectious Mononucleosis [J]. N Engl J Med, 2010 (362): 1993－2000.

[3] Gao L W, Xie Z D, Liu Y Y, et al. Epidemiologic and clinical characteristics of infectious mononucleosis associated with Epstein-Barr virus infection in children in Beijing, China [J]. World J Pediatr, 2011, 7 (1): 45－49.

[4] Margaret L, Tang W H. Laboratory Assays for Epstein-Barr Virus-Related Disease [J]. JMD, 2008, (10) 4: 279－292.

[5] Robertson P, Beynon S, Whybin R, et al. Measurement of EBV-IgG anti-VCA avidity aids the early and reliable diagnosis of primary EBV infection [J]. J Med Virol, 2003, 70 (4): 617－623.

[6] 高立伟，谢正德，刘亚谊，等. 儿童原发性传染性单核细胞增多症中血清EBV抗体

与 DNA 载量检测的诊断意义 [J]. 现代检验医学杂志, 2009, 24 (5): 34 – 37.

[7] Kimura H, Ito Y, Suzuki R, et al. Measuring Epstein-Barr virus (EBV) load: the significance and application for each EBV-associated disease [J]. Rev Med Virol, 2008, 18: 305 – 319.

[8] 谢正德. 儿童 EB 病毒传染性单核细胞增多症临床特征及诊断标准 [J]. 实用儿科临床杂志, 2007, 22 (22): 1759 – 1760.

[9] Tsai M H, Hsu C Y. Epstein-Barr virus associated infectious mononucleosis and factor analysis for complications in hospitalized children [J]. J Microbiol Immunol Infect, 2005, 38: 255 – 261.

[10] Torre D, Tambini R. Acyclovir for treatment of infectious mononucleosis: a meta-analysis [J]. Scand J Infect Dis, 1999, 31 (6): 543 – 547.

（谢正德）

第二节　检　测　技　术

一、生物安全要求

在 BSL-2 的生物安全柜中进行操作。

二、EBV 实验室检测技术

（一）血清学检测 [EB 病毒 VCA-IgG/IgM 抗体定性测定（ELISA）] 法

本实验所涉及的临床标本为血清标本。

1. 检测仪器设备和材料

包括血清收集相关设备、微量加样器（10 μL、100 μL、1 mL、5 mL）、蒸馏水、吸水纸、计时器、手工或自动洗板装置、酶标仪。

2. 诊断试剂材料

包括微孔板条板、标准血清、阴性对照血清、酶结合物、稀释缓冲液、清洗缓冲液、底物液、终止液、结果评估表。

3. 检测步骤

（1）所有试剂及样品均平衡至室温（20～25 ℃）。

（2）待测样本（血清）用样品稀释液 1:100 稀释。

（3）加校准品、阴性、阳性及待测血清每孔 100 μL，每种样品加 2 孔，加盖孵育 1 h（37 ℃），洗涤 4 次，于吸水纸上拍干。

（4）每孔加入 100 μL EB 病毒抗原，加盖孵育 30 min（37 ℃），洗涤 4 次，于吸水纸上拍干。

（5）每孔加入 100 μL IgM 酶结合物，加盖孵育 30 min（37 ℃），洗涤 4 次，于吸水纸上拍干。

（6）每孔加入 100 μL TMB 底物，室温孵育 10 min。

（7）每孔加入 100 μL 终止液并且混匀。

（8）于酶标仪上以波长 405 nm 比色，参考波长 620～650 nm，测量每孔的 OD 值。

4. 结果判断

（1）肉眼判定：与阴性对照血清有明显区别的黄色判为阳性。

（2）以试剂盒中提供的参考值/实际阳性对照的平均 OD 值，计算 F，标本的 OD 值 ×F，与标准曲线对照，确定标本的国际单位（IU）。

5. 质量控制

（1）校准品的平均 OD 值 =1.2，阴性对照品 OD 值 =0.15 且 =0.9×COV，弱阳性对照品 0.25 = OD 值 =0.6 且 =1.1×COV，否则视为无效。

（2）非同次测定的结果可依据 IV 进行比较，其中 IV = 样品 OD 值/COV。

6. 支持文件

《EB 病毒 IgG/IgM 酶联免疫分析说明书》（德国维润赛润公司）。

（二）核酸检测（参考中山大学达安基因公司 EB 病毒核酸荧光定量 PCR 检测试剂说明书）

1. 标本采集、保存和运送

（1）适用标本类型：全血。

（2）标本采集：用一次性无菌注射器抽取受检者静脉血 2 mL，注入含乙二胺四乙酸二钠（EDTA）或枸橼酸钠抗凝剂的玻璃管，立即轻轻颠倒玻璃管混合 5～10 次，使抗凝剂与静脉血充分混匀，密闭送检。

2. 试剂盒组成

DNA 提取液：2 管，每管 500 μL；EBV PCR 反应液：2 管，每管 400 μL；Taq 酶：1 管，每管 60 μL；阴性质控品：1 管，每管 150 μL；EBV 强阳性质控品：1 管，每管 200 μL；EBV 临界阳性质控品：1 管，每管 200 μL；EBV 阳性定量参考品：$1.0×10^4$ 基因拷贝/毫升，1 管，每管 10 μL；EBV 阳性定量参考品：$1.0×10^5$ 基因拷贝/毫升；1 管，每管 10 μL；EBV 阳性定量参考品：$1.0×10^6$ 基因拷贝/毫升；1 管，每管 10 μL；EBV 阳性定量参考品：$1.0×10^7$ 基因拷贝/毫升；1 管，每管 10 μL。

3. 适用仪器

主要包括 PE GeneAmp5700、ABI Prism7000、ABI Prism7300、DA7600、Line Gene、iCycler 等。

4. 检测步骤

（1）DNA 提取。

1）阴性质控品处理。取出阴性质控品，8 000 r/min 离心数秒，吸取 50 μL ～

0.5 mL 灭菌离心管中，加入 50 μL DNA 提取液充分混匀，100 ℃恒温处理（10±1）min；12 000 r/min 离心 5 min 备用。

2）标本处理。

（a）取全血 1ml 至干燥玻璃试管中，加入生理盐水 1ml 轻摇混匀。

（b）取干燥玻璃试管加入 500 μL 淋巴细胞分离液。

（c）将稀释好的全血用移液器缓慢加入加有淋巴细胞分离液的试管中（注意沿着管壁加入，速度要慢）。

（d）2 000 r/min 离心 20 min（建议用水平离心机）。

（e）吸取白细胞层（从上往下的第二层），加入 1.5 mL 离心管，12 000 r/min 离心 5 min。

（f）去上清，沉淀中加入 50 μL DNA 提取液充分混匀，100 ℃恒温处理（10±1）min。

（g）12 000 r/min 离心 5 min 备用。

3）EBV 临界阳性质控品处理。同阴性质控品处理。

4）EBV 强阳性质控品。同阴性质控品处理。

5）EBV 阳性定量参考品处理。8 000 r/min 离心数秒，备用。

（2）PCR 扩增。PE GeneAmp5700 操作（ABI Prism7000、ABI Prism7300、DA7600、Line Gene、iCycler 参照此操作，具体仪器操作见各说明书）。

1）试剂准备。按比例（EBV PCR 反应液每人份 40 μL + Taq 酶每人份 3 μL）取相应量的 PCR 反应液及 Taq 酶，充分混匀后按每管 43 μL 分装至 0.2ml 离心管中，备用。

2）加样。向准备好试剂的 0.2 mL 离心管中，分别加入处理后的样品（标本、阴性质控品、临界或强阳性质控品）上清液 2 μL 或阳性定量参考品 2 μL，8 000 r/min 离心数秒，放入仪器样品槽。

3）编辑。

（a）按对应顺序设置阴性质控品、阳性定量参考以及未知标本（含临界、强阳性质控品），并在 Name 栏中设置样品名称。选中所有设置样品孔，点击工具栏中"P"键，选择"PR1 Primer1"后关闭窗口。选择工具栏中"Q"键，输入对应阳性定量参考品浓度。

注意：使用 ABI Prism7000 时探针模式设置。Reporter Dye：FAM，Quencher Dye：TAMRA，Passive Reference：NONE；使用 ABI Prism7300 时探针模式设置，Reporter Dye：FAM，Quencher Dye：TAMRA，Passive Reference：NONE，Data Collection：55 ℃ 45 second。

（b）打开 instrument 窗口设置循环条件：93 ℃ 2 min，93 ℃ 45 s、55 ℃ 60 s 10 个循环，93 ℃ 30 s、55 ℃ 45 s 30 个循环，保存文件，运行。

4）结果分析。

（a）反应结束后保存检测数据文件。

（b）分析条件设置：根据分析后图像调节 Baseline 的 start 值、stop 值以及 Threshold 的 value 值（用户可根据实际情况自行调整，start 值可以在 1～10、stop 值可以在 5～20、value 值可以在 0.01～0.2 范围选择），使 Std curve 窗口下的标准曲线达到最佳，即 correlation 数值介于 $-1.0 \sim -0.97$。在 Analysis 菜单下选择"Analyze"自动分析结果。

（c）到 Tray 窗口，记录未知标本数值（C）。

5. 质量控制

（1）阴性质控品。增长的曲线不呈"S"形曲线或 Ct 值 =30。

（2）阳性质控品。增长的曲线呈"S"形曲线，且强阳性质控品定量参考值在 $6.310 \times 10^6 \sim 1.000 \times 10^8$ 基因拷贝/毫升范围，临界阳性质控品定量参考值在 $6.310 \times 10^3 \sim 1.000 \times 10^5$ 基因拷贝/毫升范围。

（3）阳性定量参考品。增长的曲线呈"S"形曲线，Ct 值 <27，且 $0.97 \leqslant |r| \leqslant 1$。以上要求需在同一次实验中同时满足，否则，本次实验无效，需重新进行。

6. 结果判定

PE GeneAmp5700（ABI Prism7000、ABI Prism7300、DA7600、Line Gene、iCycler 参照此方法判定结果）

（1）阴性结果判定。如果增长曲线不呈"S"形或 Ct 值 =30，则实验结果判为样品的 EBV DNA 含量小于检测极限。

（2）阳性结果判定。如果增长曲线呈"S"形曲线且 Ct 值 <30，则实验结果按以下方法判断：

1）若样品 $C < 5.00E + 003$，则全血样品 EBV DNA 总含量 $< 5.0 \times 10^3$ 基因拷贝/毫升。

2）若样品 $5.00E + 003 \leqslant C \leqslant 5.00E + 007$，则全血样品 EBV DNA 总含量 $= C$（基因拷贝/毫升）。

3）若样品 $C > 5.00E + 007$，则全血样品 EBV DNA 总含量 $> 5.0 \times 10^7$ 基因拷贝/毫升，如果需要精确定量结果，可将样品提取的 DNA 用阴性质控品稀释到线性范围后再检测。

7. 灵敏度和线性范围

根据临床考核结果，本试剂盒对处理后样品的灵敏度为 5.0×10^3 基因拷贝/毫升，线性范围为 $5.0 \times 10^3 \sim 5.0 \times 10^7$ 基因拷贝/毫升。

方法点评：EB 病毒血清 IgG/IgM 检测只能说明患者是否感染 EB 病毒，以及是否近期感染；real-time PCR 法 EB 病毒核酸检测只能说明患者体内是否存在活动性 EB 病毒感染，不同的 EBV 疾病进行 real-time PCR 检测时，需要的标本不同。对 IM 患者或肿瘤患者，使用血清或血浆标本；对慢性活动性 EB 病毒感染（Chronic active epstein-barr virus infection, CAEBV）患者，外周单个核细胞较好；而移植后淋巴增生病（post-transplant lymphoproliferative disorder, PTLD），则全血标本更好。因为疱疹病毒均具有潜伏－活化的特性，只有血清学抗体和病毒核酸联合应用，才能正确诊断患者病毒感染的时期，以及是否存在活动性感染。

参考文献

[1] Kimura H, Ito Y, Suzuki R, et al. Measuring Epstein-Barr virus (EBV) load: the signif-

icance and application for each EBV-associated disease ［J］. Rev Med Virol, 2008, 18 (5): 305 – 319.

（谢正德）

第九章　人类疱疹病毒6型

第一节　基本特征

人类疱疹病毒 6 型（human herpesvirus 6，HHV-6）属于 β 疱疹病毒科（Herpesviridae），由美国 Salahuddin 等人于 1986 年从 6 例各种淋巴增生性疾病患者外周血单核细胞（peripheral blood mononuclear cell，PBMCs）中分离获得，其后的研究证明其基因构型与人类疱疹病毒特别是与巨细胞病毒（cytomegalovirus，CMV）有 66% 同源性。

HHV-6 具有典型的疱疹病毒科病毒的形态特征，病毒颗粒呈圆形，由 162 个壳粒组成二十面体对称的核衣壳，直径 90 ～ 110 nm；外面由皮质粒组成皮质层，厚 20 ～ 40 nm；最外面覆盖一层脂质膜，表面有不规则糖蛋白突起。核心是线状双链 DNA 缠绕在一核心蛋白周围形成轴丝；成熟释放的病毒颗粒直径 180 ～ 200 nm。HHV-6 的基因组为 163 ～ 170 kb，能编码 70 多种产物，包括早期即刻蛋白 IE-A 和 IE-B。最初根据病毒遗传学、免疫学及生物学特性，HHV-6 分为 A 型和 B 型。随着人们对这两种亚型之间区别的认识，目前认为 HHV-6A 及 HHV-6B 是两种不同的病毒。HHV-6A 被认为更具神经毒性，更多的与神经炎性疾病，如多发性硬化等有关；HHV-6B 感染是儿童疾病幼儿急疹（也被称为玫瑰疹）的原因，此外，在移植受者体内，HHV-6B 再激活可能会导致一些相关的临床表现，如脑炎、骨髓抑制及肺炎。

在电镜下无法将 HHV-6 与其他疱疹病毒区分开，但可用 DNA 杂交、PCR 或用 HHV-6 特异的多克隆或单克隆抗体以免疫荧光抗体法将其与其他疱疹病毒区别开。HHV-6 虽然与疱疹病毒属中的 CMV 最接近，但这两种病毒无抗体交叉反应性。

一、临床表现

原发性 HHV-6 感染在儿童主要引起以下几种疾病。

1. 幼儿急疹（exanthema subitum，ES）

幼儿急疹是婴幼儿常见的一种以高热、皮疹为特点的疾病，多发生于春秋季，无性别差异。典型临床表现是：①发热 3 ～ 5 天，体温多超过 39 ℃。②热退后出疹，皮疹一般在发热缓解后 12 ～ 24 h 出现，为红色斑丘疹，分布于面部及躯干，可持续 3 ～ 4 天。部分患儿软腭可出现特征性红斑（Nagayama's spots）。③其他症状包括眼睑水肿、前囟隆起、咳嗽、腹泻、惊厥等。典型体征除皮疹外，一些患儿颈部淋巴结肿大。ES患者白细胞计数明显减少，淋巴细胞增高，最高可大于 90%，淋巴细胞包括非典型性淋巴细胞。ES 无须特殊治疗，预后良好。

2. 高热惊厥及神经系统并发症

儿童原发性 HHV-6 感染后只有 40% 表现为 ES，其余并不出现典型 ES 症状，而只以发热为临床表现，10%～20% 的高热惊厥是由 HHV-6 原发感染所致。对以发热为表现的急诊患儿的病因学检查发现，39.6% 是由 HHV-6 感染引起。曾有人观察到，在 243 例患急性热性疾病的急诊 2 岁以下患儿中，34 例（14%）有原发性 HHV-6 感染的证据。感染证据包括从高热惊厥患儿脑脊液中检测到 HHV-6 DNA、HHV-6 IgG 抗体滴度恢复期较急性期增高 4 倍以上，HHV-6 IgM 抗体阳性等。部分患儿高热惊厥后可出现脑海马硬化，进而引起癫痫发作。

除引起高热惊厥外，HHV-6 原发感染还可引起其他严重的中枢神经系统疾病，如脑膜炎或脑炎。从脑炎患者脑脊液中可检测到 HHV-6 DNA 及抗体。

3. 非嗜异性传染性单核细胞增多症（heterophile negative infectious mononucleosis）

传染性单核细胞增多症是主要由 EB 病毒原发感染引起的良性自限性淋巴细胞增生性疾病。HHV-6 感染也可引起 IM 样临床表现，临床表现包括：①发热，病程较 EB 病毒性 IM 长，部分患者可超过 30 天；②有咽峡炎，扁桃体充血、肿大、覆盖假膜；③肝脾肿大；④腹膜后淋巴结肿大；⑤视力模糊。

4. 器官移植后感染

接受心、肾、肝、骨髓移植的一些患者在移植后一段时间，HHV-6 IgG 抗体可以出现明显增高。另外，研究者曾从移植患者的移植器官、淋巴细胞、巨噬/单核细胞、骨髓、肺组织分离出 HHV-6。移植患者常发生 HHV-6 和 CMV 混合感染，HHV-6 感染发生的时间早于 CMV 感染。HHV-6 再激活时，临床上可出现发热及白细胞减少，引发间质性肺炎和脑炎，还可引发对移植器官的排斥反应。因此，移植后应密切监测 HHV-6 感染。瑞典的一项研究证实，在同种异体造血干细胞移植后，在一小部分患者（3.7%）中出现 HHV-6 引起的脑炎，尽管对这些患者进行抗病毒药物治疗，仍有部分病例死亡或出现永久性残疾。

5. 其他

HHV-6 还是儿童暴发型肝炎和急性肝功能衰竭的重要病因。一些疾病或综合征的发生也可能与 HHV-6 感染相关，但其因果关系尚未完全确定。这些疾病包括慢性疲劳综合征（chronic fatigue syndrome，CFS）、干燥综合征（Sjogren's 综合征）、系统性红斑狼疮（systemic lupus erythematosus，SLE）、非典型性淋巴细胞增生症、慢性骨髓及髓外增生性疾病、淋巴细胞性白血病、特发性淋巴细胞减少性紫癜、血小板减少性紫癜（国内学者研究发现，从一组血小板减少性紫癜病例的 41% 血中检出了 HHV-6 的 DNA）、噬血细胞综合征、川崎病等，另外如脱髓鞘疾病也可能与 HHV-6 感染有关。在这些疾病的发生和发展过程中，存在 HHV-6 活动感染的证据，但其因果关系均未十分确定，有待更进一步的研究加以证实。

二、流行病学

HHV-6 感染的传染源可能主要是患有该病毒感染的人。HHV-6 感染可能经多种途径传播，通过唾液发生水平传播是 HHV-6 感染的主要传播途径；此外也有关于性传播及在移植器官分离到 HHV-6 的报道；尽管有垂直传播的血清学方面的证据，但很少见到先天性感染的报道；母乳喂养不是 HHV-6 感染的传播途径。人群中未感染过 HHV-6 的个体对此病毒普遍易感。但感染多发生于生命早期，并可维持终身免疫。

研究表明，初生的新生儿由于从母亲获得抗体，HHV-6 IgG 抗体阳性率可达70%～95%，3～7 月龄降至最低点，6 月龄为易于发生原发感染的时间，此后 IgG 抗体阳性率逐渐增高，1 岁左右的小儿60%已感染过 HHV-6，2～3 岁时 IgG 抗体阳性率达最高。美国、欧洲和日本报道成人 HHV-6 IgG 抗体阳性率可达80%～100%，提示 HHV-6 的再感染或感染的再激活现象普遍。

参考文献

［1］Zerr D M, Meier A S, Selke S S, et al. A population-based study of primary human herpesvirus 6 infection ［J］. N Engl J Med, 2005（352）: 768 –776.

［2］Ward K N. The natural history and laboratory diagnosis of human herpesvirus-6 and –7 in the immunocompetent ［J］. J Clin Virol, 2005（32）183 –193.

［3］Yoshikawa T, Ihira M, Suzuki K, et al. Invasion by human herpesvirus 6 and human herpesvirus 7 of the central nervous system in patients with neurological signs and symptoms ［J］. Arch Dis Child, 2000, 83（2）: 170 –171.

［4］吕典一，秦茂权，王燕，等. 儿童造血干细胞移植患者人巨细胞病毒与疱疹病毒6型感染及相互关系 ［J］. 中华实验和临床病毒学杂志, 2010, 24（6）: 455 –457.

［5］Tronconi G M, Mariani B, Pajno R, et al. Acute liver failure due to human herpesvirus 6 in an infant ［J］. Pediatr Med Chir, 2012, 34（5）: 229 –33.

［6］Chevret L, Boutolleau D, Halimi-Idri N, et al. Human herpesvirus-6 infection: a prospective study evaluating HHV-6 DNA levels in liver from children with acute liver failure ［J］. J Med Virol, 2008, 80（6）: 1051 –1057.

［7］Gustafsson R, Reitsma R, Strålfors A, et al. Incidence of human herpesvirus 6 in clinical samples from Swedish patients with demyelinating diseases ［J］. J Microbiol Immunol Infect, 2014, 47（5）: 418 –421.

［8］Montoya J G, Kogelnik A M, Bhangoo M, et al. Randomized clinical trial to evaluate the efficacy and safety of valganciclovir in a subset of patients with chronic fatigue syndrome ［J］. J Med Virol, 2013, 85（12）: 2101 –2109.

（谢正德）

第二节　检 测 技 术

一、生物安全要求

在 BSL-2 的生物安全柜中进行操作。

二、HHV-6 实验室检测技术

（一）HHV-6 IgG/IgM 抗体定性测定（免疫荧光法）

本实验所涉及的临床标本为血清标本。

1. 检测仪器设备和材料

包括血清收集相关设备、微量加样器（10 μL、100 μL、1 mL、5 mL）、蒸馏水、吸水纸、计时器、手工或自动洗板装置、荧光显微镜。

2. 诊断试剂材料

（1）生物载片，每张载片有 3 或 5 个反应区，每个反应区有 1 张生物薄片，包被有 HHV-6 感染的细胞。

（2）荧光素标记羊抗人 IgG。

（3）pH 7.2 PBS ［含吐温（Tween 20）0.2%］。

（4）阳性对照：抗 HHV-6 抗体 IgG 阳性，直接使用。

（5）阴性对照：抗 HHV-6 抗体阴性，直接使用。

3. 检测步骤

（1）标本要求。待测患者血清标本于无菌试管中，在 2～8 ℃可存放 14 天；稀释后的样本需在稀释当日检测。

（2）试剂准备。冷藏环境中取出的检测试剂盒应在室温平衡 30 min 后方可使用；液体试剂使用前应充分混匀。

（3）样品稀释。检测 IgG 抗体时，将待测样本用 PBS 吐温缓冲液 1∶10 稀释。如取 11.1 μL 样品用 100 μL PBS 吐温缓冲液稀释并充分混匀（如旋涡混匀器振荡 4 s）。

（4）检测 IgM 抗体。如采用免疫吸附法去除 IgG 抗体，则用欧蒙吸附剂 1∶10 稀释样本（如：取 11.1 μL 血清加入 100 μL 欧蒙吸附剂中充分混匀，可用旋涡混匀器振荡 4 s），注意不要搅起已经形成的沉淀。室温孵育 15 min 后也可以离心 5 min（2 000 r/min，室温）。

（5）滴加 25 μL 稀释后血清至加样板反应区，避免产生气泡。滴加完所有待测样本后再开始温育。

（6）将生物薄片载片盖在加样板的凹槽里，反应即开始。确保每一样品均与生物薄片接触良好且样品间互不接触。室温孵育 30 min（IgG）或 37 ℃孵育 60 min（IgM）。

（7）用烧杯盛 PBS－吐温缓冲液流水冲洗载片，然后立即将载片放入装有 PBS－吐温缓冲液的洗杯中浸洗至少 5 min。也可用旋转摇床进行振荡。

滴加 20 μL 相应的荧光素标记的抗人球蛋白至一洁净加样板的反应区，加完所有样本后方可继续孵育。加样前，标记的抗人血清需充分混匀。

（8）从 PBS－吐温缓冲液中取出 1 张载片，5 s 内用纸擦拭背面和边缘后立即盖在加样板的凹槽里，不要擦拭反应区间隙。检查生物薄片是否与液滴接触良好，避免阳光直射载片。室温孵育 30 min（IgG）或 37 ℃孵育 30 min（IgM）。

（9）用烧杯盛 PBS－吐温缓冲液流水冲洗载片，然后立即将载片放入盛有 PBS－吐温缓冲液的小杯中浸洗至少 5 min。有条件的情况下，可用旋转摇床进行振荡。可在每 150 mL 磷酸缓冲液中滴加 10 滴伊文蓝用做复染。

（10）将盖玻片直接放在泡沫板的凹槽里。滴加甘油至盖玻片的每一反应区，不要超过 10 μL。从 PBS－吐温缓冲液中取出一张生物薄片载片，用纸擦干背面和四周，不要擦拭反应区间隙。将载片生物薄片面朝下放在已准备好的盖玻片上，立即查看并调整使盖玻片嵌入到载片的凹槽里，然后继续下一张。

（11）显微镜下判读荧光模型：观察组织器官时用20×物镜，观察感染细胞用20×物镜，观察细胞基质用40×物镜。

4. 结果判断

抗 HHV-6 抗体在 HHV-6 感染的细胞中产生颗粒状荧光，荧光主要出现在细胞胞浆中。视野中部分未感染细胞不产生荧光。大多数的感染细胞较未感染细胞大。

5. 质量控制

（1）每次实验必须设阳性和阴性对照。

（2）实验完毕后最后短时间内荧光显微镜下观察结果，如需放置过夜，可将抗原片 4 ℃避光保存。阳性结果荧光片置 −20 ℃可保存很长时间。

（3）如果所有细胞（包括未感染的细胞）的细胞核或者细胞胞浆出现荧光，则提示有抗核抗体或者抗线粒体抗体。

（4）如果阳性对照无荧光，或阴性对照出现清晰的荧光，则结果不能用，实验必须重做。

6. 支持文件

《人类疱疹病毒 6 型 IgG/IgM 免疫荧光检测说明书》（德国欧盟医学实验诊断有限公司）。

（二）核酸检测

1. 试剂组成

（1）核酸提取液 A，2 管，每管 2 000 μL。

（2）核酸提取液 B，4 管，每管 500 μL。

（3）HHV-6 PCR 反应管，40 管，每管 50 μL。

（4）HHV-6 阳性质控品，1 管，每管 50 μL。

（5）阴性质控品，1 管，每管 500 μL。

备注：病毒浓缩液等另行配备。

2. 标本类型

适用标本类型：血清或全血。

3. 适用仪器

包括 ABI GeneAmp PCR System 9700 等系列或取得资格认证的定性 PCR 仪。

4. 检测方法

（1）DNA 提取。

1）血清标本。取液体标本 100 μL 至新的 1.5 mL 离心管，加入 100 μL 核酸提取液 A，剧烈振荡以充分混匀，13 000 r/min 离心 5 min，去上清。沉淀加入 50 μL 核酸提取液 B，充分混匀（提取液 B 用前需室温溶解并充分混匀），后 100 ℃ 裂解 10 min，然后 13 000 r/min 离心 3 min，取上清液 3 μL 做 PCR 反应。

2）外周血淋巴细胞分离（亦可用淋巴细胞分离液分离淋巴细胞）。

（a）将抗凝血摇匀，取 500 μL 转至一洁净的 1.5 mL 离心管中，编号标记。

（b）加入 1 mL 1×红细胞裂解液 [（red blood cell Lysis buffer，RCLB），试剂盒配备 10×RBCLB，使用前请用双蒸馏水按 1：9 比例配制成 1×RBCLB]，剧烈振荡 30 s，3 000 g 离心 5 min，弃上清液。

重复（b）2～3 次至无明显红色沉淀 [若沉淀明显，再重复步骤（b）1 次]。

（c）加入 1 mL 生理盐水，剧烈振荡 15 s，10 000 g 离心 5 min，弃上清液。

沉淀加 50 μL 核酸提取液 B（使用前请室温溶解并充分混匀），100 ℃ 恒温 10 min，13 000 g 离心 3 min，取上清 3 μL 进行 PCR 反应。

3）阴性质控品。取 50 μL 阴性质控品，加 50 μL 核酸提取液 B 充分混匀（提取液用前需室温溶解并充分混匀）后 100 ℃ 10 min，13 000 r/min 离心 3 min，取上清液 3 μL 做 PCR 反应。

4）HHV-6 阳性质控品。直接取 3 μL 进行 PCR 扩增。

（2）PCR 扩增。取单管单份 HHV-6 PCR 反应管，加入处理后的样品（或阴性质控品、HHV-6 阳性质控品）3 μL，10 000 r/min 瞬时离心 30 s。将各反应管做好标记，置入 PCR 反应槽内，设置反应体积（30 μL），按照下列条件扩增：94 ℃ 变性 2 min，93 ℃ 30 s、58 ℃ 30 s、72 ℃ 30 s 扩增 35 个循环。

（3）电泳检测。

1）2% 琼脂糖凝胶配制：稀释 50×TAE（或 5×TBE）至 1×TAE（取 20 mL 50×TAE，加 980 mL 双蒸水至 1 L），称 4g 琼脂糖放于 500 mL 锥形瓶中，1×TAE 200 mL，置入微波炉中加热熔解（避免加热沸腾溶液外溢），再加入 20 μL 溴化乙锭充分混匀。在电泳槽内放好梳子，倒入琼脂糖凝胶，待凝固后使用。

2）电泳检测：直接取 PCR 扩增产物 15 μL，用加样枪点样于琼脂糖凝胶孔中，以 5 V/cm 电压，1×TAE 中电泳，紫外灯下观察结果。

5. 结果判断

阴性质控品无带出现（引物带除外），HHV-6 阳性质控品出现 129 bp 扩增带，若被检样品出现 129 bp 扩增带为 HHV-6 阳性，否则为阴性。

6. 质控标准

阴性质控品：无目的条带，全部阴性。

HHV-6 阳性质控品：出现目的条带（129 bp）。

以上两个条件应该同时满足，否则，此次试验视为无效。

7. 支持文件

《HHV-6 核酸扩增检测试剂盒说明书》（北京索奥生物医药科技有限公司）。

方法点评：HHV-6 血清 IgG/IgM 检测只能说明患者是否感染 HHV-6，以及是否近期感染；real-time PCR 法 HHV-6 核酸检测只能说明患者体内是否存在活动性 HHV-6 感染。因为疱疹病毒均具有潜伏—活化的特性，只有血清学抗体和病毒核酸联合应用，才能正确诊断患者病毒感染的时期，以及是否存在活动性感染。

（谢正德）

第三部分

发热伴出疹症候群主要细菌病原体检测技术

第一章 细菌学检测总体策略

一、细菌标本检测流程

1. 咽拭子：检测链球菌（图3-1-1）

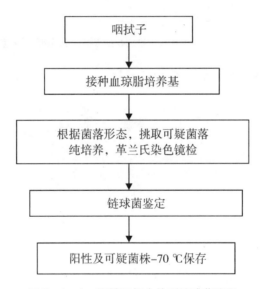

图3-1-1 咽拭子标本检测链球菌流程

2. 尿液：检测伯氏疏螺旋体（图3-1-2）

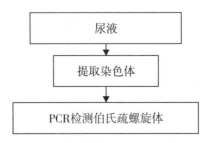

图3-1-2 尿液标本检测伯氏疏螺旋体流程

3. 血标本：检测伯氏疏螺旋体，伤寒副伤寒和立克次体（图3-1-3）

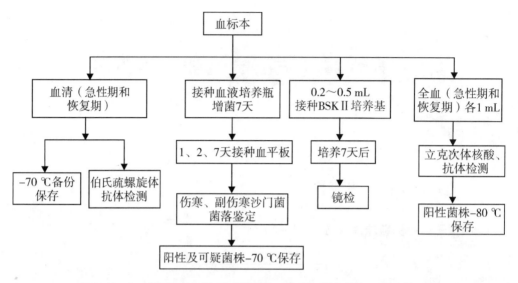

图3-1-3 血标本检测伯氏疏螺旋体、伤寒、副伤寒和立克次体流程

4. 粪便：检测伤寒、副伤寒（图3-1-4）

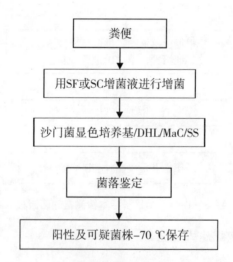

图3-1-4 粪便标本检测伤寒、副伤寒流程

5. 皮肤化脓性病灶脓液：检测链球菌（图3-1-5）

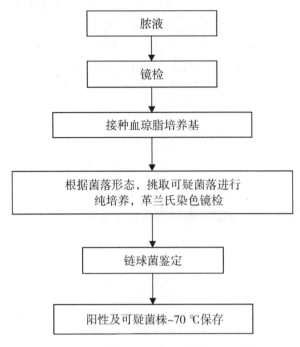

脓液

↓

镜检

↓

接种血琼脂培养基

↓

根据菌落形态，挑取可疑菌落进行
纯培养，革兰氏染色镜检

↓

链球菌鉴定

↓

阳性及可疑菌株-70℃保存

图3-1-5 皮肤化脓性病灶脓液检测链球菌流程

二、标本处理

发热伴出疹症候群细菌检测涉及的标本包括咽拭子、血、粪便、尿液和皮肤化脓性病灶脓液。

1. 咽拭子

吸取50~100 μL，或直接用拭子适当挤出多余液体后，接种于血平板，用于A组链球菌检测。剩余标本-70℃保存。

2. 尿液标本

10 mL标本分为2份，1份4 mL用于伯氏疏螺旋体的检测，离心，弃上清，加入100 μL TE提取模板，进行伯氏疏螺旋体PCR检测。另1份6 mL用于留样，-70℃保存。

3. 血标本

（1）接种全血后的血培养瓶与BSKⅡ培养瓶立即放入孵箱，进行培养。

（2）血液采集管。待血块完全凝固后（放置时间过长会造成溶血，避免留置过夜），3 000 r/min离心5 min，然后用无菌吸管小心取上清分别转入3支冻存管。避免吸取血细胞，如果可能的话，不要吸完所有的血清。然后将冻存管（做完检测的血清）放进标本盒，记录剩余血清量和盒中位置，放置（-20±1）℃保存［长期保存则放置于（-70±1）℃］。

4. 粪便

先用 SF 或 SC 增菌液进行增菌后再接种于沙门菌显色培养基或 DHL 或 MaC、SS 培养基（可选其中一种），挑取可疑菌落进行伤寒、副伤寒沙门菌鉴定。

5. 皮肤化脓性病灶脓液

脓液一部分进行镜检，另一部分直接接种于血琼脂培养基，进行 A 组链球菌分离培养与鉴定。

三、检测方法

1. 分离培养

标本包括血样、便样、咽拭子、皮肤化脓性病灶脓液。其中，血样、便样用于检测伤寒沙门菌、副伤寒沙门菌、伯氏疏螺旋体及立克次体，咽拭子和皮肤化脓性病灶脓液用于检测链球菌。

2. 血清学检测

伯氏疏螺旋体（血清）抗体检测具体步骤详见本书第三部分第四章相关内容。

3. 核酸检测

伯氏疏螺旋体（尿液）核酸检测具体步骤详见本书第三部分第四章相关内容。

（尹　洁）

第二章　链　球　菌

第一节　基　本　特　征

链球菌是人类化脓性感染的重要致病菌，广泛存在于自然界以及人、动物粪便和健康人的鼻咽部，能够引起各种化脓性炎症、急性咽炎、猩红热、丹毒、新生儿败血症、脑膜炎、产褥热、链球菌变态反应性疾病以及中毒性休克综合征等。其中，A 组链球菌引起的疾病约占人类链球菌感染的 90%，非 A 组链球菌感染类型也较多样化。

一、病原学特征

A 组链球菌呈 β 型溶血反应，又称化脓性链球菌（streptococcus pyogenes），是人类细菌感染中最重要的病原菌之一。近年来，由 A 组链球菌所引起的严重感染，即侵袭性 A 组链球菌感染（invasive group a streptococcus infections）发病率的增长，引起了人们对该类细菌感染的关注。

A 组 β 型溶血性链球菌（group A-β hemolytic streptococcus）直径为 0.6～1.0 μm，革兰氏染色阳性。初从体内检出时带有荚膜，无运动力、芽孢和鞭毛。在含血的培养基中易生长，在血液培养基上生长时产生完全（β 型）溶血。链球菌按其菌体细胞壁上所含多糖类抗原（C 抗原）的不同，可分为 A～U（无 I、J）19 个组。A 组又可依其表面蛋白抗原 M 分为 80 个血清型。M 蛋白对中性粒细胞和血小板均具有免疫毒性作用，M 蛋白和细菌荚膜都具有抗吞噬作用。链球菌还产生红疹毒素和一些酶，红疹毒素（erythrogenic toxin）能致发热和猩红热皮疹，还可抑制吞噬系统功能，影响 T 细胞功能及触发内毒素出血性坏死反应（schwartzman）；溶血素（streptolysin）有溶解白细胞，杀伤白细胞和血小板等作用；链激酶（streptokinase）、扩散因子、透明质酸酶（hyaluronidase）能溶解组织间的透明质酸，利于细菌在组织内扩散。

A 组 β 型溶血性链球菌对热和干燥的抵抗力较弱，56 ℃ 30 min 或一般消毒剂均可将其杀灭，但在痰或脓液中可生存数周。

二、临床表现

猩红热是由 A 组 β 型溶血性链球菌引起的急性呼吸道传染病。其临床特征为发热、咽峡炎、全身弥漫性鲜红色皮疹和疹后脱屑，少数患者恢复期可出现变态反应性心、肾及关节并发症。猩红热为感染链球菌后，因机体免疫水平的差异而致的一种特殊表现型，即患者对红疹毒素不具免疫力时则发生全身弥漫性皮疹，对红疹毒素有免疫力时表现为咽峡炎等。

猩红热潜伏期通常 2～3 天（1～7 天）。典型病例起病急骤，并具有发热、咽峡炎、病后第 2 天出现典型的皮疹等，此构成猩红热三大特征性表现。

（1）发热。多为持续性，可达 39 ℃ 左右，伴有头痛、全身不适、食欲不振等一般中毒症状。发热的高低及热程均与皮疹的多寡及其消长相一致。自然病程约 1 周。

（2）咽峡炎。表现有咽痛、吞咽痛、局部充血并可覆有脓性渗出物。腭部可见充血或出血性黏膜疹，可先于皮疹出现。

（3）皮疹。发热后第 2 天开始发疹，始于耳后、颈及上胸部，24 h 内迅速蔓及全身。典型皮疹是在弥漫性充血的皮肤上出现分布均匀的针尖大小的丘疹，压之褪色，伴有痒感。少数患者可见有带黄白色脓头且不易破溃的皮疹，称为"粟粒疹"。严重者可见出血性皮疹。在皮肤皱褶处，皮疹密集或因摩擦出血而呈紫红色线状，称为"线状疹"。在颜面部位却仅有充血而无皮疹。口鼻周围充血不明显，与面部充血相比显得发白，称为"口周苍白圈"。皮疹多于 48 h 达高峰，然后依出疹顺序于 2～3 天内消退，重者可持续 1 周。疹退后开始皮肤脱屑，皮疹越多越密脱屑越明显，以粟粒疹为重，多呈片状脱皮，面部及躯干常为糠屑状，手、足掌处由于角化层较厚，片状脱皮常完整，甚至手、足指套状。

与发疹的同时出现舌乳头肿胀，初期舌被白苔，肿胀的舌乳头突出于白苔的舌面外，称为"草莓舌"。2～3 天后舌苔脱落舌面光滑呈绛红色，舌乳头依然凸起，称为"杨梅舌"。此可作为猩红热的辅助诊断条件。

除上述典型表现外，尚有其他临床类型：①轻型。近年多见，表现为轻至中等程度发热，咽峡炎轻微，皮疹亦轻且仅见于躯干部，疹退后脱屑不明显，病程短，但仍有发生变态反应并发症的可能。②中毒型。近年来少见。中毒症状明显，可出现中毒型心肌炎、中毒性肝炎及中毒性休克等。③脓毒型。罕见。主要表现为咽部严重的化脓性炎症、坏死及溃疡，常可波及邻近组织引起颈淋巴结炎、中耳炎、鼻窦炎等。亦可侵入血循环引起败血症及迁徙性化脓性病灶。④外科型或产科型。病原菌经伤口或产道侵入而致病，咽峡炎缺如，皮疹始于伤口或产道周围，然后延及全身，中毒症状较轻。

三、流行病学特征

A 组 β 型溶血性链球菌引起的链球菌病的传染源主要是患者和带菌者。其引起的咽峡炎，排菌量大且不被隔离，是重要的传染源。传染性强，主要经空气飞沫传播，亦可经皮肤伤口或产道等处感染。人群普遍易感，感染后人体对同型链球菌可产生抗菌免疫和抗毒免疫。全年均可发病，以冬春季节发病较多，温带地区发病较多，5～15 岁为好发年龄。近 10 年来，猩红热的临床表现渐趋轻症化，原因可能与下列因素有关：①敏感的抗生素广泛应用及长时间外界环境作用下，引起链球菌变异。②早期应用抗生素致使链球菌很快被抑制或杀死，控制了症状的进一步加重。

参考文献

[1] David L H. 传染病控制手册［M］. 冯子健，译. 18 版. 北京：中国协和医科大学出版社，2008 年.
[2] 刘国华，许汴利，等. 急性与新发传染病［M］. 北京：中国科学技术出版社，2007 年.

（尹 洁）

第二节 检 测 技 术

一、生物安全要求

在 BSL-2 的生物安全柜中进行操作。

二、试剂、材料与仪器

包括血平板，新鲜配制的 3% 双氧水、杆菌肽 0.04 U、链球菌分群试剂盒、冻存管、-25 ℃或 -70 ℃冰箱、二氧化碳培养箱、恒温培养箱、显微镜、二级生物安全柜等。

三、链球菌实验室检测技术

1. 培养基与培养条件

链球菌为需氧或兼性厌氧，营养要求较高，常规用培养基为含 5% 脱纤维羊血的胰蛋白大豆琼脂（tryptic soy agar，TSA）培养基或哥伦比亚琼脂培养基。初代培养需要 5% 二氧化碳的环境，因为富含二氧化碳的空气可促进许多链球菌的生长及溶血性，最适温度 35～37 ℃，最适 pH 7.4～7.6。

影响链球菌检出率的另一重要因素是培养时间，对标本进行分离培养时，首次培养 18～24 h 即可检出带有溶血环的菌落，如果观察结果为阴性，应再培养 24 h 后重新观

察，可显著提高 A 组链球菌的检出率

液体培养基包括胰蛋白大豆肉汤（tryptic soy broth，TSB）和 Todd-Hewitt broth（THB），也可自行配制葡萄糖磷酸缓冲液肉汤，其中 THB 肉汤特别用于血清分型前的培养。

2. 标本的接种

咽拭子与脓液：直接用拭子适当挤出多余液体后，接种于血平板。

3. 细菌鉴定

（1）菌落形态。在血平板上，经 37 ℃培养 24 h 后可形成灰白色、表面光滑、圆形、凸起、边缘整齐、直径为 0.5～0.75 mm 的细小菌落，少数菌落表面可呈干涩，菌落周围形成透明的溶血环。若无可疑菌落生长，再培养 24 h 后观察。

（2）镜检。链球菌镜下呈球形或卵圆形，直径为 0.5～1.0 μm，呈链状排列，链长短不一，在液体培养基中易形成长链，无芽孢，无鞭毛。

（3）触酶试验。挑取平板上的单个菌落（注意：不可刮到培养基），置于洁净玻片上，然后滴加 3% 双氧水溶液 1～2 滴。静置，1 min 内产生大量气泡的为阳性，不产生气泡的为阴性。若触酶试验呈阴性，则需要进一步做杆菌肽试验，来鉴定是否为 A 组链球菌；若阳性，则不是链球菌，无须做杆菌肽试验。

（4）杆菌肽（bacitracin）敏感试验。在血平板上，刮取 3 个或 4 个纯培养的菌落，并大量接种，将 0.04 U 的杆菌肽药片置于培养基表面。37 ℃过夜培养后，药片周围出现任何抑菌环则可鉴定为 A 组链球菌（GAS）。

（5）链球菌分群试剂盒。如菌株对杆菌肽不敏感，则用链球菌分群试剂盒进行进一步分群鉴定。

（6）其他生化鉴定。可疑菌落也可用全自动生化鉴定仪进行鉴定。

四、菌株的保存

鉴定后的菌株，保存在 Tro-Lab 菌种保存管中，-80 ℃保存。

五、支持文件

（1）《全国临床检验操作规程》第三版。
（2）《猩红热诊断标准及处理原则》（GB 15993—1995）。

（尤元海）

第三章　伤寒和副伤寒沙门菌

第一节　基　本　特　征

伤寒（typhoid fever）是由伤寒沙门菌（Salmonella Typhi）引起的急性消化道传染病，临床上以持续高热、相对缓脉、特征性中毒症状、脾肿大、玫瑰疹与白细胞减少等为特征，肠出血、肠穿孔为主要并发症。该病终年均可发病，但以夏秋季为多。我国一般呈散发，可出现局部暴发或流行，是我国法定报告乙类传染病之一。20 世纪早期，伤寒广泛流行于世界各地，20 世纪中叶以后，随着人类对疾病认识的提高和居住条件及水源的改善，伤寒的发病率大幅下降。

副伤寒（paratyphoid fever）是由副伤寒沙门菌（Salmonella paratyphi）甲型、乙型、丙型引起的急性传染病。甲型、乙型副伤寒的症状与伤寒相似，但一般病情较轻、病程较短、病死率较低。丙型副伤寒的症状较为不同，可表现为轻型伤寒、急性肠胃炎或脓毒血症等。

一、病原学特征

伤寒沙门菌属于肠杆菌科（Enterobacteriaceae），D 群沙门菌属（*Salmonella*），形态呈短杆状，革兰氏染色阴性，菌长 1～3 μm、宽 0.4～0.9 μm，不形成芽孢，无荚膜，周身鞭毛，能运动。培养特性为需氧或兼性厌氧菌。生长温度 10～42 ℃，适宜酸碱度为 pH 6.8～7.8，在普通培养基上生长良好。液体培养基中呈均匀浑浊生长，无菌膜形成。在普通琼脂平板上，37 ℃培养 24 h 可形成直径 2～3mm 的圆形、光滑、湿润、凸起的半透明样、边缘整齐的菌落。在含胆汁的培养基中生长更好。伤寒沙门菌具有脂蛋白多糖复合物构成的菌体（O）抗原，也有蛋白质鞭毛（H）抗原和聚 - N - 乙酰 - D - 半乳糖氨糖醛酸表面（Vi）抗原，3 种抗原均可刺激机体产生相应的抗体，但这几种抗体都不是保护性抗体。利用 O 抗原和特异性 H 抗原做血清凝集试验，测定患者血清中的抗体，有助于本病的临床诊断。从伤寒患者新分离到的伤寒沙门菌往往具有 Vi 抗原。Vi 抗原能干扰血清中的杀菌效能与阻止吞噬，使细菌的侵袭力增强，是决定伤寒沙门菌毒力的重要因素。伤寒沙门菌在自然环境中生存力较强，耐低温。在水中存活 2～3 周，在粪便中存活 1～2 个月，-20 ℃可长期存活，在牛奶、肉类、鸡蛋中可以繁殖。

对光、热、干燥及消毒剂抵抗力不强，干燥和直射日光下数小时死亡。60 ℃ 10 ～ 20 min 可被杀死，100 ℃ 迅速死亡。对一般化学药品敏感，5% 浓度的石炭酸 5 min 即可杀灭。伤寒沙门菌只感染人类，自然条件下不感染动物。伤寒沙门菌不产生外毒素，菌体裂解时释放的内毒素为主要致病物质。此外还与侵袭力、菌量及机体免疫力有关。当侵入机体的菌量达到 10^5 菌落形成单位（CFU）时就能够引起疾病。

副伤寒的病原体有甲型副伤寒沙门菌、乙型副伤寒沙门菌和丙型副伤寒沙门菌 3 种，分别属于沙门菌属（*Salmonella*）中 A、B、C 共 3 组，均可按噬菌体分型方法进行分型。

各种副伤寒沙门菌均有 O 抗原和 H 抗原，其中丙型副伤寒沙门菌还兼有 Vi 抗原。

二、临床表现

典型的伤寒自然病程可分为 4 期。

（1）初期。病程第 1 周，起病缓慢，发热伴有全身不适、食欲减退、咽痛与咳嗽等。体温呈梯形上升，于 7 天内达 39 ～ 40 ℃，发热前可伴有畏寒，退热时出汗不显著。

（2）极期。病程第 2 ～ 3 周。发热：持续性高热，多数呈稽留热，少数呈弛张热或不规则热型，持续 10 ～ 14 天。消化系统症状：明显食欲不振，腹胀，多有便秘，少数腹泻，右下腹可有轻度压痛。神经系统症状：与疾病的严重程度呈正比。患者表情淡漠、反应迟钝、听力减退，重者可有谵妄、昏迷、病理反射等中毒性脑病的表现。神经系统症状多随体温下降逐渐恢复。循环系统症状：常有相对缓脉，但并发病毒性心肌炎时，相对缓脉不明显。皮疹：出现于病程 7 ～ 13 天，部分患者在胸、腹、背部以及四肢的皮肤出现淡红色斑丘疹，直径 2 ～ 4 mm，压之褪色，一般少于 10 个，2 ～ 4 天内消失。水晶形汗疹或称白痱，多发生于出汗较多者。肝脾肿大：病程第 1 周末开始，常可触及肝脾肿大，通常为肋下缘 1 ～ 3 cm，质软伴疼痛。重者出现肝功能异常及黄疸。

（3）缓解期。病程第 3 ～ 4 周，体温出现波动并开始下降，食欲逐渐好转，腹胀开始消失，肿大的脾脏开始回缩。仍有发生肠出血或肠穿孔的危险。

（4）恢复期。病程第 5 周，体温正常，食欲恢复，一般 1 个月左右完全恢复健康。

甲型、乙型副伤寒与伤寒的临床症状类似，但丙型副伤寒的症状不一样。潜伏期较伤寒短，为 8 ～ 10 天，有时可短至 3 ～ 6 天。

甲型、乙型副伤寒发病缓慢，发病急者也可见，尤其以乙型副伤寒为多。开始时可有急性胃肠炎症状如腹痛、呕吐、腹泻等，2 ～ 3 天后症状减轻，继而体温升高，伤寒样症状出现。亦有胃肠炎症状显著且持续较久，以乙型副伤寒多见。发热常于 3 ～ 4 天内达到高峰，波动较大，稽留热型少见。热程较短（甲型副伤寒平均 3 周，乙型副伤寒平均 2 周），毒血症症状较轻，但肠道症状则显著。相对缓脉与肝脾肿大可在病程中出现，与伤寒相同，皮疹常较早出现，有时可遍布全身且较伤寒皮疹稍大而色较深，但有时却呈丘疹状。复发与再燃在甲型、乙型副伤寒均较常见，尤以甲型副伤寒为多。肠出血、肠穿孔均较少见，病死率低。

丙型副伤寒临床症状复杂，常见有 3 种类型：①伤寒型。症状与甲型、乙型副伤寒大致相似。②急性胃肠炎型。多因进食受此病原菌污染的食物所引起。以急性胃肠炎为主，病程短，2～5 天内恢复。③脓毒血症型。常见于体弱儿童和慢性消耗性疾病患者，主要表现为脓毒血症症状。发病急、寒战、高热，发热不规则，呈弛张热或间歇热型，热程 1～3 周不等，如有化脓性并发症，则病程更长。常有皮疹。肝脾肿大，并可出现黄疸。半数以上患者在病程中或恢复期可出现迁延化脓性并发症。

三、常见并发症

伤寒常见的并发症如下。

（1）肠出血。为常见的严重并发症，发生率为 2.4%～15.0%，多见于病程第 2～3 周，从粪便隐血至大量血便。少量出血可无症状或仅有轻度头晕、脉搏快；大量出血时热度骤降，脉搏细速，体温与脉搏曲线呈交叉现象，并有头晕、面色苍白、烦躁、冷汗、血压下降等休克表现。

（2）肠穿孔。为最严重的并发症，发生率为 1.4%～4.0%，多见于病程第 2 至第 3 周。肠穿孔常发生于回肠末端。表现为突然右下腹剧痛，伴有恶心、呕吐、冷汗、脉细速、呼吸促、体温与血压下降，1～2 h 后腹痛及其他症状缓解。不久体温再次上升并出现腹膜炎征象。

（3）中毒性心肌炎。发生率为 3.5%～5.0%，常见于病程第 2 至第 3 周，伴有严重毒血症者。

四、流行病学特征

伤寒沙门菌在自然环境中很少感染动物。因此，患者和带菌者是伤寒的传染源。患者的传染期较长，从潜伏期开始自粪便中排菌，至整个患病期间都具有传染性，以病程的第 2～4 周带菌率最高，传染性最强。患者排出的粪、尿带有大量的病原体污染外环境，增强了传染源的作用。近年来，伤寒病例临床症状多不典型，热程明显缩短，皮疹及全身中毒症状减轻，对早期诊断隔离治疗患者，及时采取控制措施，防止疫情的蔓延增加了不利因素。

带菌者也是伤寒的主要传染源。临床上可分为潜伏期带菌者、恢复期带菌者、慢性带菌者以及健康带菌者。

伤寒沙门菌随患者或带菌者的粪、尿排出体外后，可通过以下传播途径引起感染和流行：

（1）水传播。饮用水被污染引起伤寒水型暴发、流行，在 20 世纪 90 年代前是伤寒暴发的主要类型。

（2）食物传播。食物在传播中的作用，主要取决于污染食物的种类，污染食物供应的数量、频度和范围等因素。

（3）日常生活接触传播。主要通过患者或带菌者的手污染食具等生活用品而传播。

人对伤寒沙门菌普遍易感，从生后 4～7 天的婴儿到 80 岁以上的老人均可发病。病后可获得较巩固的免疫力，再次感染者少见。

社会因素对伤寒的发病率影响很大。战争、灾荒等均可使伤寒的发病率升高。同时，伤寒的发病分布较广泛，根据各国家和地区的经济发展及卫生状况的不同，伤寒的发病具有较大差距。目前，伤寒发病率以边远贫穷地区为高。一般城市多呈散发，农村发病率高于城市。一年四季均可发生，但有明显的季节性。

在自然条件下副伤寒沙门菌一般只感染人类。传染源为患者和带菌者。传播方式与伤寒沙门菌大致相同，但以食物传播较常见，因副伤寒沙门菌在食物中较长时间存活。

副伤寒见于世界各地，甲型副伤寒分布较为局限，丙型副伤寒少见。我国成年人中甲型副伤寒的发病较多，目前甲型副伤寒在我国的发病水平呈升高趋势，并已超过伤寒的发病水平，成为重要的传染病之一。

参考文献

[1] David L H. 传染病控制手册 [M]. 冯子健，译. 18 版. 北京：中国协和医科大学出版社，2008 年.

[2] 刘国华，许汴利，等. 急性与新发传染病 [M]. 北京：中国科学技术出版社，2007 年.

（古文鹏）

第二节　检测技术

一、生物安全要求

在 BSL-2 的生物安全柜中进行操作。

二、试剂、材料与仪器

包括血液增菌培养基、亚硒酸盐增菌培养基、血琼脂平板、沙门菌显色培养基、MaC、DHL、SS、双糖铁（KI Agar）、动力 - 靛基质 - 尿素半固体（MIU）、半固体、肠杆菌科鉴定生化管、沙门菌诊断血清、恒温培养箱、显微镜、高压锅、普通冰箱、二级生物安全柜等。

三、伤寒、副伤寒沙门菌实验室检测技术

（一）培养基与培养条件

伤寒沙门菌及副伤寒沙门菌为需氧或兼性厌氧菌，营养要求不高。生长温度10～42℃，最适温度37℃，适宜 pH 为 6.8～7.8。常规血液增菌用需氧血培养瓶，粪便培养用加有胆汁、胆盐、煌绿或亚硒酸盐的选择性培养基。

血液增菌液含有抗生素吸附剂有利于已用药的病例标本的病原分离培养。

（二）标本的接种

需要接种的标本包括血液、粪便。接种步骤详见相关标本的处理、接种的标准操作流程（SOP）。

（三）标本检测

1. 病原分离及鉴定

（1）病原分离培养。

1）血液。按 1∶10 加入血液需氧培养瓶或胆盐葡萄糖肉汤培养基，置于（36±1）℃孵育，若手工培养，血培养瓶放在 37℃培养箱里培养 7 天，每天观察生长情况，如出现混浊现象，马上转种血平板，37℃培养 24～48 h，即使无肉眼可见的生长，也必须在第 1、2、7 天转种血平板；若使用全自动血培养仪，5 天内报警时，转种血平板。

一般增菌 1～2 天阳性率高，如至第 7 天培养物仍清澈透明，经接种培养仍无菌生长，则可判为阴性。

2）粪便。

直接接种：取新鲜粪便标本直接接种于沙门菌显色培养基或 DHL、SS、MaC（可选其中之一）琼脂平板上，置（36±1）℃、18～24 h 分离培养。

增菌培养：取新鲜粪便标本 1 g 或肛拭子接种于 10ml SF/SC 培养基中，置（36±1）℃培养 18～24 h 后，接种到沙门菌显色培养基或 DHL、SS、MaC（可选其中之一）琼脂平板上，置（36±1）℃、18～24 h 分离培养，如果未观察到有可疑菌落生长，再继续培养 24 h。

（2）菌落形态。在血琼脂平板、营养琼脂平板、MaC、DHL 和 SS 琼脂平板上形成中等大小、无色半透明、表面光滑、菌落边缘整齐的菌落，血平板上无溶血环。产硫化氢菌株在 DHL、SS 琼脂平板上可形成中心黑褐色的菌落，一些显色培养基可使沙门菌菌落呈现与其他菌落不同颜色而相区别。沙门菌及大肠菌在选择培养基上菌落生长特征见表 3-3-1。

表3-3-1 沙门菌在选择培养基上菌落生长特征

选择性培养基	沙门菌菌落颜色、形态
MaC	无色、透明、光滑、湿润、边缘整齐、圆形
DHL	无色、透明、光滑、湿润、边缘整齐、圆形，产硫化氢的菌落呈黑色
SS	无色、透明、光滑、湿润、边缘整齐、圆形，产硫化氢的菌落呈黑色
XLD	无色、透明、光滑、湿润、边缘整齐、圆形，产硫化氢的菌落呈黑色
HE	蓝绿色、透明、光滑、湿润、边缘整齐、圆形，产硫化氢的菌落呈黑色
沙门菌显色培养基	紫色、光滑、湿润、边缘整齐、圆形

（3）形态学特征。伤寒沙门菌及副伤寒沙门菌均为革兰氏染色阴性杆菌，长1～3 μm，宽0.4～0.9 μm，无芽孢，有鞭毛，能运动，多数有菌毛。新分离的伤寒沙门菌和一些丙型副伤寒沙门菌菌体外有荚膜多糖。

（4）生化鉴定。从每个标本的血培养瓶转种的麦康凯平板挑取3个可疑菌落，粪便培养转种的麦康凯/SS平板挑取≥5个可疑菌落分别转种到以下培养基。

KIA：穿刺2/3中段，在斜面划线。37 ℃培养18～24 h，观察生化试验结果，挑取KIA生化管上菌苔做革兰氏染色，并做好记录。符合沙门菌KIA反应的，取该管斜面菌苔转种。

MIU：穿刺接种培养基，并沿穿刺线拔出接种针。

注：生化结果及血清凝集试验符合菌株转种一个营养琼脂平板（保存菌种用）。

伤寒、副伤寒沙门菌生化特性见表3-3-2、表3-3-3。

表3-3-2 伤寒、副伤寒沙门菌生化特性

菌型	KIA			MIU		
	斜面/底层	产气	硫化氢	动力	靛基质	尿素
伤寒沙门菌	K/A	－	+/－	+	－	－
甲型副伤寒沙门菌	K/A	+	－/+	+	－	－
乙型副伤寒沙门菌	K/A	+	+	+	－	－
丙型副伤寒沙门菌	K/A	+	+	+	－	－

注："A"产酸（黄色）；"K"产碱（红色）；"+"阳性；"－"阴性；"+/－"多数阳性；"－/+"多数阴性。

表3-3-3 伤寒、副伤寒沙门菌主要生化特性

菌型	动力	葡萄糖	乳糖	麦芽糖	甘露醇	蔗糖	硫化氢	靛基质	尿素	甲基红	VP	枸橼酸盐	卫茅醇	木胶糖	阿拉伯糖	赖氨酸脱羧酶	鸟氨酸脱羧酶
伤寒杆菌	+	+	－	+	+	－	±	－	－	+	－	－	+	+	+	+	－
甲型副伤寒菌	+	⊕	－	⊕	⊕	－	－	－	－	+	－	⊕	－	⊕	－	－	+
乙型副伤寒菌	+	⊕	－	⊕	⊕	－	+	－	－	+	－	±	⊕	⊕	⊕	+	+
丙型副伤寒菌	+	⊕	－	⊕	⊕	－	+	－	－	+	－	⊕	⊕	⊕	⊕	+	+

注："－"阴性（不产酸）；"+"阳性（产酸）；"⊕"产酸产气；"±"多数阳性少数阴性，或多数阴性少数阳性。

（5）血清学鉴定。取符合伤寒、副伤寒菌生化反应的 KIA 斜面上菌苔用沙门菌属诊断血清做玻片凝集试验，并设盐水对照（表 3 - 3 - 4）。

方法：挑取 KIA 斜面上菌苔，先用 O 多价血清凝集，如发生凝集，再选用单价 O 因子血清凝集（不需煮沸），并用盐水做对照。如果 O 多价血清不凝集，则用 Vi 血清鉴定 Vi 抗原。将细菌制成悬液，经 100 ℃水浴 30 min，破坏其 Vi 抗原，然后再与 O 多价和单价血清凝集（先做盐水、O 多价、Vi，再做 O2、O4、O6、O7、O9 因子血清）。

O 抗原确定后，再用 H 因子血清凝集。

不同沙门菌血清型，对 O、H 及 Vi 因子血清反应情况见表 3 - 3 - 4。

表 3 - 3 - 4　伤寒、副伤寒等沙门菌血清凝集反应

菌　　型	O 抗原	H 抗原		Vi
		I 相	II 相	
伤寒沙门菌	9, 12	d	-	+
甲型副伤寒沙门菌	1, 2, 12	a	-	-
乙型副伤寒沙门菌	1, 4, 5, 12	b	1, 2	-
丙型副伤寒沙门菌	6, 7	c	1, 5	+

肠杆菌科细菌各属之间，在生化方面有类似之处，抗原方面也可有交叉反应，加之有时可出现不典型的菌株，因此，仅做一般生化反应和血清学鉴定，还不能有做出正确的结论，需要进一步做系统的生化反应的血清学分型。

（6）注意事项。

1）实验全程戴一次性乳胶手套，做好个人安全防护工作。

2）转种平板前，平板必须干燥，在平皿或盖子的表面不应有可见的潮湿水珠。

3）转种时应分 4 区划线，第 4 区的划线不能与第 1 区的相连。

4）不要使用过薄的平板做分离培养（每个 9 cm 一次性塑料平板标准倾注量为 20 mL），以保证细菌生长足够的生长要求。

5）接种 KIA 生化管时管口不要塞得太紧，如果出现 K/K 反应，应检查 KIA 管是否塞得过紧，若过紧应将塞子松一下，放 2～3 h 再观察 1 次。

6）在 KIA 初步生化鉴定中，KIA 底层不产气不一定分解葡萄糖不产气，应用带导管的单糖管复核。

7）需要鉴别的细菌：如检出丙型副伤寒沙门菌，由于 C1 群沙门菌抗原完全相同，应增加生化试验加以鉴别（表 3 - 3 - 5）。

表3-3-5 C1群沙门菌生化反应鉴别试验

菌名	硫化氢	卫矛醇	黏液酸	阿拉伯糖	枸橼酸盐	蕈糖（海藻糖）	甘油品红肉汤
丙型副伤寒沙门菌	+	+	−	(+)	+	(+)	−
猪霍乱沙门菌	(−)	(−)	−	−	+	−	−
猪霍乱亚种孔成道夫	+	(−)	−	−	+	−	−
猪霍乱亚种迪卡特	−	+	+	+	+	+	+
猪伤寒沙门菌	−	−	−	+	−	(+)	−

2. 报告

根据生化试验和血清学鉴定结果，符合伤寒或副伤寒沙门菌的，可报告"检出伤寒沙门菌"或"检出×型副伤寒沙门菌"。粪便标本经分离培养后，如未分离出伤寒、副伤寒沙门菌，可报告"未分离出伤寒、副伤寒沙门菌"。血和骨髓标本培养至7天如无细菌生长，即可报告"经7天培养无细菌生长"，如有非伤寒、副伤寒沙门菌生长，按相关细菌鉴定结果报告。

参考文献

[1] WHO. Background document：the diagnosis, treatment and prevention of typhoid fever. 2003.
[2] 李立明. 流行病学 [M]. 5 版. 北京：人民卫生出版社，2003：266-282.
[3] 中华人民共和国卫生部. 伤寒副伤寒防治手册 [M]. 北京：人民卫生出版社，2006 年.
[4] 中华人民共和国卫生部. 伤寒副伤寒诊断标准 [M]. 北京：人民卫生出版社，2008 年.
[5] 徐英春，倪语星，王金良，等. 血培养检测规范化操作 [M]. 上海：上海科学技术出版社，2004.

（闫梅英　王鸣柳）

第四章　伯氏疏螺旋体

第一节　基本特征

莱姆病（Lyme disease）是由若干不同基因型的伯氏疏螺旋体引起的一种人兽共患的传染性疾病。

一、病原学特征

伯氏疏螺旋体属于包柔疏螺旋体属，为单细胞革兰氏阴性螺旋体，微嗜氧或厌氧。由表层、外膜、胞浆和鞭毛等部分组成，其长 $11 \sim 39$ μm，宽 $0.18 \sim 0.25$ μm，有 $7 \sim 11$ 根鞭毛。革兰氏染色阴性，姬姆萨染色呈紫红色。在含有糖、酵母、矿盐和还原剂的培养基中生长良好，最适生长温度 $32 \sim 35$ ℃。此菌对一般干热、湿热，阳光灭菌方法抵抗力弱，对化学药剂或抗生素敏感，如对青霉素、氨苄青霉素、红霉素、四环素等均敏感，但对庆大霉素和卡那霉素有一定的耐受性。易感动物有小白鼠、金黄地鼠及兔等。

二、临床表现

莱姆病的潜伏期一般在 $3 \sim 32$ 天，平均 7 天左右，临床表现复杂，可侵犯多种器官，多突然畏寒、发热，体温由微热至 40 ℃不等。临床上分 3 期：Ⅰ期，主要表现为皮肤的慢性游走性红斑，见于大多数病例。初起于被蜱叮咬的部位出现红斑或丘疹，后逐渐扩大，形成环状，平均直径 15 cm，中心稍变硬，外周红色边界不清。病变为一处或多处不等，多见于大腿、腹股沟和腋窝等部位，局部可有灼热及痒感。病初常伴有乏力、畏寒发热、头痛、恶心、呕吐、关节和肌肉疼痛等症状，亦可出现脑膜刺激征。局部和全身淋巴结可肿大，偶有脾肿大、肝炎、咽炎、结膜炎、虹膜炎或睾丸肿胀。皮肤病变一般持续 $3 \sim 8$ 周。Ⅱ期，发病后数周或数月，约15%的患者出现明显的神经系统症状，约8%的患者出现心脏受累的征象。神经系统可表现为脑膜炎、脑炎、舞蹈病、小脑共济失调、颅神经炎、运动及感觉性神经根炎以及脊髓炎等多种病变，但以脑膜炎、颅神经炎及神经根炎多见。病变可反复发作，偶可发展为痴呆及人格障碍。少数病例在出现皮肤病变后 3～10 周发生不同程度的房室传导阻滞、心肌炎、心包炎及左心室功能障碍等心脏损害。心脏损害一般持续仅数周，但可复发。此期常有关节、肌肉及骨髓的游走性疼痛，但通常无关节肿胀。Ⅲ期，感染后数周至 2 年内，约80%的患者出现程度不等的关节症状，如关节疼痛、关节炎或慢性侵蚀性滑膜炎。以膝、肘、髋等大关节多发，小关节周围组织亦可受累。主要症状为关节疼痛及肿胀，膝关节可有少数患者有慢性神经系统损害及慢性萎缩性肢端皮炎的表现。此外，少数患者于脾叮咬处出现肿块，无自觉症状，可持续数年至数十年，称为皮肤良性淋巴细胞增生病，为莱姆病的一个特殊类型。

三、流行病学特征

莱姆病储存宿主多，包括鼠、兔、蜥蜴、麝、鹿、狼、鸟类等野生脊椎动物及狗、马、牛等家畜，但以啮齿类动物为主要储存宿主。

目前，我国已从黑线姬鼠、白腹巨鼠、社鼠、华南兔等分离到伯氏疏螺旋体，根据种群数量和带菌率分析，姬鼠类和鼠类是主要储存宿主，对狗、牛、羊的血清学检查表明，狗、牛、羊的感染率较高，这些大中型动物对维持媒介蜱的种群数量起重要作用。

蜱类为传染媒介兼储存宿主，带菌动物（如啮齿目小鼠）和患病动物为主要的传染源。

莱姆病主要通过携带伯氏疏螺旋体的节肢动物被蜱叮咬吸血，引起宿主动物与人之间传播。本病的传播媒介为多种硬蜱如丹明尼硬蜱、太平洋硬蜱、篦子硬蜱及全沟硬蜱等。在我国北方，全沟硬蜱是莱姆病病原体的主要传播媒介，在南方可能主要是二棘血蜱。进一步的病原学研究证实，中国莱姆病螺旋体同北美、欧洲的莱姆病螺旋体有很大差异。人因被携带螺旋体的硬蜱叮咬而感染。此外，其他节肢动物如蚊子、鹿蝇、马蝇、猫蚤等也可传播本病，同时存在着母婴垂直传播和接触传播途径。

人群对该病普遍易感，各年龄组、男女均可发病，但以 15 岁以下及 25～34 岁人群发病较高。发病多见于进入或居住于林区及农村的人群中，且本病存在隐性感染者。

硬蜱主要寄生在鼠类身上。近年来北方开始变暖，鼠类向北迁徙，并把更多的硬蜱带到北方，在北方硬蜱有了更多的住宿之地，缩短了硬蜱更新换代的发育时间，因此造成了北方硬蜱群种类数量增加，繁殖数量增多，致使莱姆病疫区逐渐扩大。

研究表明，鸟类可以携带硬蜱长距离传播伯氏疏螺旋体。城市绿化带和带菌动物的增加，同时旅游业迅速发展，尤其是森林游、探险游、野外生存游的逐步升温、外来人群的涌入、森林工业生产环境的改变和林区生态环境的破坏，也是莱姆病发病上升的原因之一。

该病分布广泛，遍及世界五大洲 30 多个国家，但以美国及欧洲各国为多，我国于 1986 年在黑龙江省林海县首次发现莱姆病。调查后发现，我国至少 29 个省（自治区、直辖市）的山林地区人群中存在莱姆病的感染，19 个省（自治区、直辖区）的山林地区为莱姆病的自然疫源地。不同地区感染率的差别主要与传播媒介的种类及数量有关，也与宿主的种类、数量及发生该病的特殊生态条件有关。

　　莱姆病具有明显的季节性，多发于夏秋季，一般 4 月出现，5 月明显增多，6 月达高峰，8 月以后逐渐下降，这与蜱类的数量和活动密切相关。发病多见于进入或居住于林区及农村的人群中，尤以在林区、牧区、山野、草地、水边等野外作业和旅游者为多，男性略多于女性。各年龄均可发病，但以青壮年发病为多。

参考文献

［1］ David L H. 传染病控制手册［M］. 冯子健，译. 18 版. 北京：中国协和医科大学出版社，2008 年.

［2］ 刘国华，许汴利，等. 急性与新发传染病［M］. 北京：中国科学技术出版社，2007 年.

（尹　洁）

第二节　检测技术

一、生物安全要求

　　在 BSL-2 的生物安全柜中进行操作。

二、试剂、材料与仪器

　　包括 BSK II 加药培养基、冻存管、–25 ℃或–70 ℃冰箱、恒温培养箱、显微镜、二级生物安全柜等。

三、伯氏疏螺旋体实验室检测技术

（一）分离培养

1. 培养基与培养条件

　　伯氏疏螺旋体微嗜氧，目前用于培养伯氏疏螺旋体的液体培养基是 BSK 培养基。伯氏疏螺旋体最适生长温度 30～35 ℃，最适 pH 7.4～7.6。

2. 标本的接种

　　需要接种的标本包括血液（全血 0.2～0.5 mL）、脑脊液（0.2～0.5 mL）。

3. 培养物检查及传代

　　用暗视野显微镜，每周检查 1 次，15～21 天检出阳性最多。有螺旋体生长及时传代，1 个月后仍无螺旋体生长可盲传一代。检查和传代时，取培养管底部培养物，螺旋体在管中生长呈非均匀分布，以管底部为多，尤其在分离时突出，否则会漏掉阳性标本和传代失败。一般菌株应按时传代，但一些菌株生长缓慢，传代困难，可以采用在原培养管中弃掉和补充 BSK 培养基的办法达到传代目的。

4. 菌株鉴定

（1）形态。伯氏疏螺旋体是一种单细胞疏松盘绕的左旋螺旋体，长 $10 \sim 40$ μm，宽 $0.2 \sim 0.3$ μm，有 $3 \sim 10$ 个大而疏松的螺旋，运动形式有旋转、扭曲、抖动等。

（2）血清学鉴定。先纯化阳性培养物，用兔抗 B31 特异性多克隆抗体和针对伯氏疏螺旋体种属特异的单克隆抗体，间接免疫荧光抗体试验进行鉴定。

（3）其他。分子生物学分型方法。

（二）血清学检测

1. 间接免疫荧光（indirect fluorescent antibody，IFA）实验

（1）试剂、配液。

1）异硫氰酸荧光素（fluorescein isothicyanate，FITC）标记的羊抗人荧光抗体（IgM、IgG），购自 Sigma 公司。

2）PBS：每 1 L 蒸馏水中加氯化钠 8.5 g，十二水磷酸氢二钠 2.69 g，二水磷酸二氢钠 0.3 g，并充分溶解，调节 pH 至 7.4。

（2）步骤。

1）伯氏疏螺旋体的培养、收集（BSL-2 实验室）。

2）抗原片的制备。

（a）抗原片菌体合适浓度的选择。将制备好的 PD91 菌液作等比稀释：1∶2、1∶4、1∶8、1∶16、1∶32。将各稀释菌液加于抗原片上，每个稀释度点 5 孔，每孔约 10 μL。抗原片于室温下风干。将抗原片放入甲醇中固定 15 min 后取出，室温风干。于 20×暗视野显微镜下观察，每视野约 100 条菌体，且菌体分布均匀，为适宜的菌体浓度。

（b）制备抗原片。按最适宜的稀释度稀释菌液，点加于抗原片孔内，室温下风干后于甲醇中固定 15 min，取出晾干，−20 ℃密封保存备用。

3）IFA 检测血清抗体。

（a）稀释血清。用 3% 卵黄液将血清作等比稀释成 1∶16、1∶32、1∶64、1∶128、1∶256 这 5 个不同浓度。

（b）加血清。依次从低浓度到高浓度吸取每个稀释度的血清加于抗原片孔中，使其布满全孔，每孔约 10 μL，置于 37 ℃温箱孵育 30 min。

（c）洗涤。用 PBS（0.01M，pH 7.4）浸泡 10 min，用 PBS 漂洗 3 次，室温下风干。

（d）稀释二抗。羊抗人 IgM-FITC 和羊抗人 IgG-FITC 分别用 PBS（0.01 M，pH 7.4）按 1∶8 和 1∶6 的稀释度进行稀释。

（e）加二抗。上排加羊抗人 IgM-FITC，下排加羊抗人 IgG-FITC，每孔约 10 μL，置于 37 ℃温箱孵育 30 min。

（f）洗涤。用 PBS（0.01M，pH 7.4）浸泡 10 min，用 PBS 漂洗 3 次，室温下风

干。封片观察：用90%甘油封片，盖上盖玻片，于荧光显微镜下观察结果。

（g）结果判定。用40/0.07镜头观察，每个视野（40×10）至少50%菌体染上明亮荧光且菌体清晰者即为阳性。IgG阳性稀释度1：64者为可疑，≥1：128者有诊断意义；IgM阳性稀释度达≥1：64者有诊断意义。

2. ELISA实验

（1）试剂、配液。

1）辣根过氧化物酶（horseradish peroxidase，HRP）标记的抗人抗体（IgM、IgG），购自北京华美公司。

2）PBST：每1 L蒸馏水中加氯化钠8.5 g，十二水磷酸氢二钠2.69 g，二水磷酸二氢钠0.3 g，并充分溶解，调节pH值至7.4，加吐温20，比例1：2 000。

3）包被液：每1 L体积中含无水碳酸钠1.95 g，碳酸氢钠2.93 g，硫柳汞0.1 g。

4）显色液A：每1 L体积中含十二水磷酸氢二钠36.82 g，柠檬酸10.21 g，过氧化氢尿素0.6 g。显色液B：每1 L体积中含柠檬酸1.05 g，乙二胺四乙酸二钠0.146 g，TMB 0.3 g，二甲基亚砜6 mL。

（2）步骤。

1）伯氏疏螺旋体的培养、收集（BSL-2实验室）。

2）包被酶标板。以全细胞超声破碎蛋白抗原包被酶标板，100 μL/孔，4 ℃过夜。

3）洗涤。用洗涤液PBST（0.01 M，pH 7.4）洗板5次，室温风干。

4）封闭。每孔加入30 ℃小牛血清200 μL，4 ℃过夜。

5）洗涤。用洗涤液PBST（0.01 M，pH 7.4）洗板5次，室温风干。

6）加待测血清。加入用PBST按1：500稀释的血清100 μL，并做空白对照及阳性对照，37 ℃孵育40 min。

7）洗涤。用洗涤液PBST（0.01M，pH 7.4）洗板5次，室温风干。

8）加二抗。每孔加羊抗人IgG-HRP（1：1 000）或IgM-HRP（1：500）100 μL，37 ℃孵育40 min。

9）洗涤。用洗涤液PBST（0.01M，pH 7.4）洗板5次，室温风干。

10）显色。每孔加入显色液A和B各50 μL，37 ℃显色15～20 min。

11）终止反应。每孔内加入2 M硫酸50 μL终止反应。

12）检测OD_{495}值：在495 nm波长下测OD值。OD_{495}值>0.13者判为阳性。

3. 蛋白免疫印迹法（western blot，WB）

（1）试剂、配液。

1）HRP标记的抗人抗体（IgM、IgG）、低分子量蛋白标记物，购自北京华美公司。

2）PBST。每1 L蒸馏水中加氯化钠8.5 g，十二水磷酸氢二钠2.69 g，二水磷酸二氢钠0.3 g，并充分溶解，调节pH值至7.4，加吐温20，比例1：2 000。

3）电泳液。每1 L体积中含三羟甲基氨基甲烷3 g，甘氨酸14.4 g，SDS 1 g。

4）转膜液。每1 L体积中含三羟甲基氨基甲烷1.5 g，甲醇100 mL，甘氨酸7.2 g。

（2）步骤。

1）伯氏疏螺旋体的培养、收集（BSL-2实验室）。

2）菌体蛋白抗原的聚丙烯酰胺凝胶电泳（sodium dodecyl sulfate polyacrylamide gel electrophoresis，SDS-PAGE）。

（a）根据厂家说明书安装玻璃板。

（b）确定所需凝胶溶液的体积（表3-4-1）在小烧杯中配制一定体积的分离胶溶液。

表3-4-1　SDS-PAGE凝胶电泳12%分离胶和5%浓缩胶的配制

配方成分	12%分离胶/mL	5%浓缩胶/mL
去离子水	3.3	3.4
30%丙烯酰胺	4.0	0.83
Tris-HCl（1.5 M，pH 8.8）	2.5	—
Tris-HCl（0.5 M，pH 6.8）	—	0.63
10% SDS	0.1	0.05
10%过硫酸胺	0.1	0.05
TEMED	0.004	0.005
总计	10	5

（c）迅速在两玻璃板的间隙中灌注分离胶溶液，留出灌注积层胶所需的空间（梳子的齿长再加1 cm）。在丙烯酰胺溶液上覆盖一薄层覆盖液，将凝胶垂直放置于室温下。

（d）分离胶聚合完全后（30 min），倒出覆盖液，用去离子水洗涤凝胶顶部数次以除去未聚合的丙烯酰胺。

（e）按上表配制积层胶，缓缓倒入已聚合的分离胶上方，在积层胶溶液中插入干净的梳子。

（f）积层胶聚合完全后（30 min），小心移出梳子，用蒸馏水洗涤加样槽以除去未聚合的丙烯酰胺。把凝胶固定于电泳装置上，加入电泳缓冲液，排出凝胶底部两玻璃板之间的气泡。

（g）将低分子量蛋白标记物及PD91抗原分别与等量的1×SDS凝胶加样缓冲液混合，置于100 ℃蒸馏水中加热4 min以使蛋白质变性。

（h）用微量加样器将15 μL低分子量蛋白标记物加入样品孔内，在下槽缓冲液中洗涤加样注射器后，再将PD91抗原加入样品槽内，在空置的样品孔中加入等量的SDS加样缓冲液。

（i）将电泳装置与电源相接，开始为恒压60 V，当样品进入分离胶后，把电压提高到80～100 V，当溴酚蓝到达分离胶底部时关闭电泳仪电源。

（j）从电泳装置上卸下玻璃板，取出凝胶进行转膜。

3）PD91-硝酸纤维素膜的制备。

（a）硝酸纤维素膜（nitrocellulose filter membrane，NC）用转膜液浸泡30 min，用

去离子水漂洗取下的凝胶。

（b）转膜：按照滤纸－硝酸纤维膜－凝胶－滤纸，由上至下的顺序展平去气泡，置于电转仪内恒流 100 mA 湿转 5 h，将凝胶上蛋白质转移至硝酸纤维素膜上。

（c）转移完成后，将硝酸纤维素滤膜转入丽春红染液中染色 5～10 min。其间轻轻摇动染液。蛋白带出现后，于室温用去离子水漂洗硝酸纤维素滤膜，脱去背景色，观察转膜效果，如果转膜成功，用圆珠笔标记低分子量蛋白标记物；然后用 PBS 洗去蛋白条带。

（d）封闭：转膜结束后，将 NC 膜放入盛有 5% 脱脂奶粉－PBS 的平皿中，4 ℃ 封闭 24 h。

（e）弃去封闭液，用 PBS（0.01 M，pH 7.4）洗净 NC 膜，切成 3 mm 宽，4 ℃ 保存备用。

4）血清样本的检测。

（a）加待测血清。以 PBS（0.01 M，pH 7.4）按 1∶25 稀释待测血清样品，将 NC 膜置入其中，室温反应 4 h。

（b）洗涤。弃去反应液，将膜用 PBS（0.01 M，pH 7.4）洗 5 次，每次多于 10 min。

（c）稀释二抗。用 PBS（0.01 M，pH 7.4）分别按 1∶600 和 1∶800 稀释羊抗人 HRP-IgG 和羊抗人 HRP-IgM。

（d）加二抗。分别加入稀释后的羊抗人 HRP-IgG、IgM，室温反应 1 h，4 ℃ 过夜。

（e）洗涤。弃去反应液，将膜用 PBS（0.01 M，pH 7.4）洗 5 次，每次多于 10 min。

（f）显色。加 WB 显色剂，室温摇动显色 15～30 min，加蒸馏水终止反应。

（g）结果判定。记录各个样本显影的条带。

（h）WB 结果的分析。本研究采用 Gel-Pro 凝胶分析软件，确定显色条带的分子量。同时，为了使实验结果更精确，除了用低分子量标记物外，还用了 PD91 免疫的兔血清作为阳性对照。

（三）PCR 检测尿液操作方法（2 对引物）

1. 试剂

（1）Chelex-100，购自美国 Sigma 公司。

（2）10× 反应缓冲液、20 mM dNTP、25 μM 引物稀释混合业液、Taq DNA 多聚酶购自北京华美公司。

2. 步骤

（1）尿液标本的处理。将 4 mL 尿液，14 000 g 离心 30 min；将沉淀溶于 50 μL PBS 中；加入 50 μL 10% Chelex-100，100 ℃ 加热 5 min，然后淬灭于冰上；3 000 g 离心 2 min；吸出上清液用于 PCR 扩增。

（2）引物。

第一轮上游引物：5′－CGACCTTCTTCGCCTTAAAGC－3′；

下游引物：5′－TAAGCTGACTAATACTAATTACCC－3′。

第二轮上游引物：5′ – TCCTAGGCATTCACCATA – 3′；

下游引物：5′ – GAGTTCGCGGGAGA – 3′。

（3）PCR 反应体系（表 3 – 4 – 2）。

表 3 – 4 – 2　PCR 反应体系的配制（50 μL）

体系的组成	体积/μL
三蒸水	30
10 × 反应缓冲液	5
dNTP（20 mM）	5
引物稀释混合业液（25 μM）	1
Taq DNA 多聚酶	1
模板	8

（4）PCR 循环条件（表 3 – 4 – 3）。

表 3 – 4 – 3　PCR 循环条件

循环数变性退火（94 ℃）	第一轮（55 ℃）	第二轮（59 ℃）	延伸（72 ℃）
1 s	2 min	1 min	2 min
2 ～ 34 s	45 s	45 s	45 s
35 s	45 s	45 s	2 min

（5）PCR 产物的检测。吸取 5 μL 产物加样于 2% 琼脂糖电泳，100 V，1 h。紫外灯下观察。

四、菌株的保存

鉴定后的菌株，在含 50% 甘油的冻存管中 – 80 ℃ 保存。

参考文献

[1] Barbour A G. Isolation and cultivation of lyme disease spirochetes [J]. Yale J Biol Med，1984（57）：521 – 525.

[2] 张哲夫，万康林，张金声，等. 我国莱姆病的流行病学和病原学研究 [J]. 中华流行病学杂志，1997（18）：8 – 11.

（郝　琴）

第五章　立克次体

第一节　基本特征

立克次体（rickettsia）为革兰氏染色阴性菌，是一类专性寄生于真核细胞内的 G－ 原核生物，是介于细菌与病毒之间，而接近于细菌的一类原核生物。一般呈球状或杆状，是专性细胞内寄生物，主要寄生于节肢动物，有的会通过蚤、虱、蜱、螨传入人体，如斑疹伤寒、战壕热。

一、病原学特征

立克次体大小为（0.3～0.6）μm ×（0.8～2.0）μm，有细胞形态，一般不能通过细菌滤器，可通过瓷滤器，在光学显微镜下清晰可见。细胞呈球状、杆状或丝状，有的多形性。有细胞壁，无鞭毛，呈革兰氏染色阴性反应（除恙虫病立克次体外），效果不明显。除少数外，均在真核细胞内专性寄生，宿主一般为虱、蚤等节肢动物，并可传至人或其他脊椎动物。以二分裂方式进行繁殖，但繁殖速度较细菌慢，一般 9～12 h 繁殖一代。有不完整的产能代谢途径，大多只能利用谷氨酸和谷氨酰胺产能而不能利用葡萄糖或有机酸产能，大多数不能用人工培养基培养，须用鸡胚、敏感动物及动物组织细胞来培养。立克次体对热、光照、干燥及化学药剂抵抗力差，56 ℃ 30 min 即可杀死，100 ℃ 很快死亡，对一般消毒剂、磺胺及四环素、氯霉素、红霉素、青霉素等抗生素敏感。同时有 DNA 和 RNA 两种核酸，但没有核仁及核膜，属于适应了寄生生活的 α － 变形菌。基因组很小，如普氏立克次体的基因组为 1.1 Mb，含 834 个基因。一般可培养在鸡胚、敏感动物或 Hela 细胞株（子宫颈癌细胞）的组织培养物上。

二、临床表现及流行病学特征

以下 3 种是与人类关系密切的立克次氏体。

（1）普氏立克次体（Rickettsia Prowazekii）。是流行性斑疹伤寒的病原体。它为短杆状，（0.8～2.0）μm ×（0.3～0.6）μm，也可长达 4 μm，单个存在或呈短链状。病原体抵抗力较弱，易受外界环境影响而死亡。患者是本病的唯一传染源。潜伏期患者血清具有传染性，发热第 1 周传染性最强，病后立克次体可长期存在于患者体内且无症状，复发后可起传染源作用。虱子是唯一的传播媒介，以体虱最重要，头虱次之。本病呈世界性分布，流行有明显的季节性，一般开始于寒冷季节，初春达到高峰，夏秋季偶有散发。人对本病普遍易感，各年龄组均能发病，青壮年发病多见，15 岁以下儿童次之，战争、灾荒时易流行。病后可获得持久免疫力。典型斑疹伤寒潜伏期 5 ～ 23 天，平均 10 ～ 22 天，少数病例有 2 ～ 3 天前驱期，症状如乏力、头痛、畏寒、恶心等。皮疹为重要体征之一，多于病后第 4 ～ 6 天自胸、背开始出现鲜红色充血性斑疹或丘疹，数小时后波及全身，压之不褪色。也会伴有神经精神、心血管系统等其他症状。

（2）莫氏立克次体（Rickettsia Mooseri）。是地方性斑疹伤寒（也称鼠型斑疹伤寒）的病原体。它的传播方式与普氏立克次体不同。它的自然宿主是家鼠，主要由鼠虱在鼠群中传播，鼠死亡后，鼠虱才离开鼠，转而叮吸人血，而使人感染。潜伏期 6 ～ 14 天，平均 12 天，毒血症状与流行性斑疹伤寒相似，较轻，发热多为弛张热，热程 9 ～ 14 天，第 4 ～ 7 病日出疹，疹数较少，初为淡红色，后为暗红色，斑丘疹，压之不褪色，主要分布于胸、腹、背及上肢两侧，出血性较少见，皮疹持续7 ～ 10天。神经系统症状较轻，仅有头痛、听力减退，极少发生意识障碍。本病病程短，无复发。

（3）恙虫病立克次体。是恙虫病（丛林斑疹伤寒）的病原体。具有与变形杆菌 OX_K 共同抗原成分的耐热多糖抗原，临床上常用变形杆菌 OX_K 为抗原作凝集试验辅助诊断。但与 OX_2、OX_{19} 不发生凝集反应。病原体耐寒不耐热，低温可长期保存，-20 ℃ 能存活 5 周，加热 56 ℃ 10 min 即灭活；对一般消毒剂极为敏感。该病原体由恙螨叮咬侵入人体，随血液扩散至血管内皮细胞中生长，致人体发病。贮藏病原体的动物为野生啮齿动物并经螨传播。人对恙虫病立克次体普遍易感。农民、与草地频繁接触的青少年、从事野外劳动者易得本病。患者男多于女，得病后对同株病原体有持久免疫力，但无交叉免疫力，故可再次被不同株感染而发病。潜伏期 5 ～ 20 天，一般为 10 ～ 14 天。起病多突然，体温迅速上升，达 39 ℃ 以上，伴寒战、剧烈头痛、四肢酸痛、恶心、呕吐、便秘、颜面潮红、结膜充血、咳嗽、胸痛等。个别患者诉眶后痛及眼球转动痛。严重患者有谵妄、重听、神志改变等神经系统症状及心率增速或减慢、微循环障碍等心血管系统症状。

参考文献

[1] David L H. 传染病控制手册［M］. 冯子健, 译. 18 版. 北京：中国协和医科大学出版社，2008 年.

[2] 刘国华, 许汴利, 等. 急性与新发传染病［M］. 北京：中国科学技术出版社，2007 年.

（李立群）

第二节　检 测 技 术

一、生物安全要求

在 BSL-2 的生物安全柜中进行操作。

二、试剂、材料与仪器

非洲绿猴肾（Vero）细胞、豚鼠肾细胞、DH82 细胞、冻存管、−25 ℃ 或 −70 ℃ 冰箱、恒温培养箱、显微镜、生物安全柜、酶标仪、IFA 及 ELISA 检测试剂盒及各种常规 PCR 试剂、新鲜配制的复红染液、0.8% 孔雀绿染液、基本培养基（minimum essential medium，MEM）等。

三、立克次体实验室检测技术

（一）分离培养

1. 培养基与培养条件

立克次体属专性细胞内寄生菌，其中贝氏柯克斯体所用培养细胞为豚鼠和乳鼠肾细胞、人胚纤维母细胞等，恙虫病东方体、斑点热群立克次体和斑疹伤寒立克次体常用的细胞是 Vero 细胞及 L929 细胞，犬埃里克体和查菲埃立克体用 DH82 细胞培养，培养基为含 10% 胎牛血清的 MEM 培养基，5%～10% 二氧化碳 37 ℃培养。

2. 标本的接种

需要接种的标本为血液（未使用抗生素的患者的发热期枸橼酸钠抗凝的全血 0.5～20 mL）。

3. 培养物检查及传代

每隔几日进行姬姆尼茨（Gimenez）染色观察病原体生长情况。

4. 菌株鉴定

（1）形态。贝氏柯克斯体个体较小，呈多形性，多为杆状或球杆状，常排列成对，亦往往聚集成堆，构成类似包涵体的微小集落，有时也可见到较大的个体，呈双杆状，长达 1.0～1.6 μm，无鞭毛或荚膜；恙虫病东方体呈多形性，如球形、双球形、球杆形或丝状，平均 1.2 μm；斑点热群和斑疹伤寒群立克次体多形性，短杆状多见，直径 0.3～0.5 μm；犬埃里克体在培养细胞中被紧密包装成桑葚体，一个桑葚体往往含有至少 40 个菌体，而查菲埃立克体也集中于宿主细胞质的空泡中，形成类似桑葚体的深染区，其内含有 1～40 个形态一致的病原体。

（2）血清学鉴定。用间接免疫荧光检测血清抗体滴度的方法灵敏度高、重复性好，是检测的金标准；ELISA 检测方法也是某些立克次体血清抗体检测的常用方法。

（3）其他。PCR 方法。

（二）血清学检测

1. 间接免疫荧光实验

（1）试剂。美国 FOCUS 生产的 IFA 商品试剂盒。

（2）步骤。

1）从冷藏条件下取出抗原片，为防止冷凝，放置到室温时打开包装。

2）取 25 μL 的 IgG 阳性对照置一孔中，用 2 倍稀释法稀释到 1∶32，每个稀释度加 25 μL 到一孔中。

3）加 25 μL 阴性对照置一孔中。

4）被检测患者血清稀释到 1∶64 倍，加 25 μL 到一孔中，做好标记。

5）在一湿盒中，35～37 ℃孵育 30 min 左右。

6）从湿盒中取出玻片，用 PBS 漂洗 3 次，每次 3 min。

7）将玻片置于纯水中简单漂洗，空气中干燥。

8）加大约 25 μL 的抗 IgG 到一玻片孔中。

9）在一湿盒中，35～37 ℃孵育 30 min 左右。

10）重复步骤 6）和 7）。

11）滴数滴封片液在玻片上，封片。

12）荧光显微镜观察。

13）结果判定。除恢复期血清滴度比急性期 ≥4 倍外，贝氏柯克斯体单份血清抗体滴度达 ≥1∶128 有意义；普氏立克次体 IgM > 1∶40，IgG > 1∶80 为阳性；查菲埃立克体 IgG > 1∶64，IgM > 1∶20 为阳性。

2. 酶联免疫吸附实验

目前有商业化试剂盒检测 Q 热、恙虫患者血清抗体滴度。

（1）试剂。澳大利亚 Brisbane 的 PanBio 公司生产的 ELISA 检测试剂盒。

（2）步骤。

1）洗涤。凹孔用洗涤缓冲液（含 0.05% 吐温 20）洗 3 次，每次 5 min。

2）加被检标本。每凹孔加入用含有 0.05% 吐温 20 的稀释缓冲液稀释的被检血清各 0.2 mL，37 ℃，作用 1～2 h。

3）洗涤。重复步骤 1）。

4）加入酶结合物。每凹孔加入稀释缓冲液稀释的酶结合物 0.2 mL，37 ℃作用 1～2 h。

5）洗涤。重复步骤 1）。

6）加入 0.2 mL 底物溶液于每个凹孔，室温作用 30 min（另做一空白对照，0.4 mL 底物加 0.1 mL 终止剂）。

7）加终止剂。每凹孔加 2M H_2SO_4 或 2 M 柠檬酸 0.05 mL。

8）观察记录结果。目测或用酶标比色计于 492 nm 测定 OD 值。

结果判定：Q 热以其超过正常血清 OD 值均数加 2～3 个标准差为判定阳性标准；恙虫病抗体滴度 ≥1 400 为阳性。

(三) PCR 检测

1. 试剂

QIAGEN 全血核酸提取试剂盒、10×反应缓冲液、20 mM dNTP、25 mM 引物稀释混合业液、Taq DNA 多聚酶购自美国 Sigma 公司。

2. 步骤

(1) 血液标本的处理。取全血 200 μL 或血清 100 μL 按照试剂盒说明书操作提取 DNA，溶于 50 μL 双蒸水 (ddH₂O)。

(2) 引物。

1) 贝氏柯克斯体特异引物：309 bp。

第一轮上游引物：OMP1：5′-ACAAACGTTACAACCCAGCCCTG-3′；

下游引物：OMP2：5′-GCGGAAGAGGTCGTATCAGTGAG-3′。

第二轮上游引物：NOMP1：5′-CTGAAGGGGAATAGATCG-3′；

下游引物：NOMP2：5′-ATTGCCATGAGGATTGCCTGC-3′。

2) 恙虫病东方体特异引物：78 bp。

上游引物：YDf：5′-ATAGAATTGGGTGAGGAAGGAGGATTAGAG-3′；

下游引物：YDr：5′-ACCAGTAATCATTCCTCCAACGATTCCAAC-3′。

3) 斑点热群与斑疹伤寒群立克次体特异引物：217 bp。

第一轮上游引物：Gro-1：5′-AAG AAG GA/CG TGA TAA C-3′；

下游引物：Gro-2：5′-ACT TCA/C GTA GCA CC-3′。

第二轮上游引物：SF1：5′-GAT AGA AGA AAA GCA ATG ATG-3′；

下游引物：SR2：5′-CAG CTA TTT GAG ATT TAA TTT G-3′。

4) 犬埃立克体和查菲埃立克体特异引物：452 bp。

上游引物：ERl：5′-TTT ATC GCT ATT AGA TGA GCC TAT G-3′；

下游引物：PER2：5′-CTC TAC ACT AGG AAT CC GCT AT-3′。

(3) PCR 反应体系 (表 3-5-1)。

表 3-5-1 PCR 反应体系的配制 (50 μL)

体系的组成	体积/μL
三蒸水	30 μL
10×反应缓冲液	5
20 mM dNTP	5
25 μM 引物稀释混合液	1
Taq DNA 多聚酶	1
模板	8 μL

(4) PCR 反应条件：94 ℃ 5 min，94 ℃ 30 s、48～60 ℃ 30 s (具体温度依照引物 Tm 值决定，即比 Tm 低 5 ℃)、70 ℃ 60 s 扩增 30 个循环，72 ℃ 5 min。

（5）PCR 产物的检测。吸取 5 μL 产物加样于 2% 琼脂糖电泳，100 V，1 h。紫外灯下观察。

四、菌株的保存

鉴定后的菌株按照常规细胞培养菌种保存方法操作，即用含 30% 胎牛血清、10% 二甲基亚砜（DMSO）的 MEM 培养基，−80 ℃或 −196 ℃液氮保存。

参考文献

［1］Doudier B，Olano J，Parola P，et al. Factors contributing to emergence of *Ehrlichia* and *Anaplasma spp.* as human pathogens ［J］. Vet Parasitol，2010，167（2−4）：149−154. Epub 2009 Sep 23.

［2］Sarih M，Socolovschi C，Boudebouch N，et al. Spotted fever group rickettsiae in ticks，Morocco ［J］. Emerg Infect Dis，2008，14（7）：1067−1073.

［3］蒋明明，毛旭虎，张守印. 立克次体基因分型研究进展 ［J］. 国际检验医学杂志，2011（32）：474−476.

［4］范明远，栾明春. 新发现的立克次体病 ［J］. 中华流行病学杂志，2006（27）：445−447.

（张丽娟）

附　　录

实验室质量控制方案

一、实验室质量控制目的

实验室质量控制（quality assurance & quality control，QA & QC）的目的就是把所有误差减至最小，建立全面的质量管理体系，为整个实验室工作流程提供质量控制和质量保证，形成标准化和规范化病原体监测平台。采取有效办法，对分析结果进行质量评价，及时发现分析过程中的问题，确保分析结果的可靠性。试验数据只有达到代表性、准确度、精密度、可比性和完整性，才是正确可靠的，也才能在使用中具有权威性。

为了建立一个完整的质量管理系统，参与监测实验室的工作流程中各项实验过程和程序，应该同实验室质量控制方案中的方针、过程和程序结合起来，以保证达到实验室工作中质量控制和质量保证的要求，并减少资源浪费和潜在的实验室差错。因此，质量保证不仅是具体技术工作，也是一项重要的实验室管理工作。

二、质量系统要素

（一）组织

质量控制系统由发热伴出疹症候群优势实验室、病原学检测实验室及监测哨点医院组成。

（1）发热伴出疹症候群优势实验室负责协调或组织对样品采集人员及实验室检测操作人员进行培训及考核；考核各省份标本采集、保存和运输的质量；负责对标本检测结果的质量进行控制，并进行抽查和评审，每半年进行一次能力验证和现场考核评估。

（2）病原学检测实验室负责本地区的实验室检测结果的质量，包括对标本收集、标本保存和运输和标本检测结果进行质量控制。

（3）各哨点医院对本医院内标本的采集和保存的质量负责。

（二）文件和记录

1. 文件

（1）质量手册。各级实验室应建立质量手册，用来阐述质量方针、质量目标、质量体系程序及要求，其目的是维持质量管理体系的有效运行。同时，对于新进的和现有的管理人员来说，质量手册也可以作为一个培训手册，因为它描述了管理者需要执行的所有非技术性的过程，从而保证实验室技术操作的正确性和足够的资源。

需要举办一次或多次培训项目，这样让所有监测实验室的工作人员从中学习到特定的质量系统要素，并应用到他们的工作中去。

（2）标准操作规程（standard operation procedure，SOP）。除了质量手册之外，每个检测工作应有标准的技术操作规程，其中包括各实验室工作流程中关于操作的文件化的过程、程序和表格。

SOP 的一般要求如下。

1）对完成各项质量活动的方法做出规定，每个 SOP 都应对一个或一组相互关系的活动进行描述。

2）每个 SOP 应说明该项活动质量各环节的输入、转换和输出所需的文件、物资、人员、记录。

3）规定开展质量活动的各个环节的物资、人员、信息和环境等方面应具备的条件。

4）明确每个环节转换过程中各项因素的要求，即由谁做、做什么、做到什么程序、达到什么要求，如何控制、形成什么记录和报告，以及相应的审批手续。

5）规定在活动中可能出现的例外或特殊情况的纠正措施。

6）SOP 应简练、明确和易懂并且工作人员能够熟练掌握和严格遵守。

2. 记录

（1）记录管理。各级实验室应建立实验室质量记录和技术记录，记录保存系统应以一种能维护完整性、保护可及性和便于恢复的方式来保存实验室记录。另外，必须要保护患者个人信息的隐私。对记录的控制过程要求如下。

1）识别。所有实验室需要制作一个收集记录的主表，并确认包含了所有需要的记录。

2）收集和审查。将信息录入计算机或填写一张纸质的工作表，形成记录，并对质量控制结果和工作结果定期进行审查。

3）索引。保证所有记录可进行索引，从而在有需要时可提供相互参照。

4）保存。应该防止记录损坏、变质或丢失，同时还必须有记录恢复机制。

5）处理。记录保存系统应该显示保留的最后日期（过后记录可以适当地被销毁，或者长期保留），销毁的关键在于确保这些记录内容的机密性。

（2）记录保存。各级实验室需要建立一个记录保存的数据库，应满足各种类型的实验室记录达到重大专项的关于记录保存的要求，其中包括：①个案调查表；②标本检测病原种类；③实验室检测结果输出；④质量控制结果和采取的措施；⑤外部质量评估（能力验证）；⑥设备校正和维护；⑦检测方法验证；⑧工作人员培训和能力；⑨内部和外部审计和检查；⑩差错、不一致性和投诉记录及采取的措施。

纸版和电子版记录系统需要以一种能维护完整性、保护可及性和便于恢复的方式保存实验室记录。另外，必须要保护患者个人信息的隐私。

（三）人员

1. 人员安排

（1）确立达到发热伴出疹症候群监测和检测质量要求的工作资格。

（2）在工作流程中根据工作过程和程序进行的培训和能力评估。

（3）保证足够的工作人员完成工作的计划。

2. 培训

对所有员工的培训和能力评估需要在若干个水平上进行，所有的员工需要在下列领域进行培训（附表3）：①质量管理系统；②实验室安全；③计算机信息系统（数据录入和管理）；④实验室工作任务。

3. 质量管理员

各级实验室需要任命一名质量管理员，他有权力和责任了解本实验室是否满足了质量管理系统的要求。质量管理员直接向实验室管理层汇报，而管理层对实验室方针、过程、程序和资源做出决定。

（四）设备

对发热伴出疹症候群监测和检测工作所涉及的每件设备建立一个文件（包括替代设备），该文件需要包括以下记录：①唯一识别；②确认或验证；③校准项目；④服务和维修；⑤设备档案和记录。

任何设备如果脱离了实验室控制，不论什么原因或多长时间，在其返还之后正式投入使用之前必须对适宜性进行验证。

（五）外部服务和供应

1. 外部服务和供应

实验室高效率和成本效益高的运转需要获得源源不断的试剂、耗材和相关服务的供给。组织机构需要统一使用发热伴出疹监测方案中所推荐的试剂和耗材。各监测参加单位负责采购并分发到各监测点检测实验室。试剂和耗材要选择质量和信誉好的厂商，一旦选定后不要轻易改换。如果必须改换，应与原产品进行严格比对试验，包括敏感性、特异性、试剂保存期等试验，并且要注意不同批次产品质量的差异。

2. 存货记录管理（物存管理）

实验室应该建立一个存货清单管理系统，以保证实验室检测所必需的所有试剂耗材和供给品的充分供应。

对于关键材料（如各种检测试剂盒）的确定，需要保留以下记录：①接收日期；②批号；③是否达到接受标准及使用随访；④试剂耗材到位的日期，或处理日期（如果有效期内未使用）。

（六）检验程序

实验室工作人员应该理解和记录实验室工作流程的过程，文件化的操作规程和相关表格是对工作流程的保证。在工作流程中任意地方使用任何新的或更改的程序之前，都需要进行验证。从申请预定一个实验室检测服务到报告结果，实验室工作人员应该参与到各个环节中去，以发现影响实验室工作流程的关键因素。

所有发热伴出疹症候群监测和检测参与实验室都需要使用统一的检测方法。对于公布的或商用的检测方法，实验室应该证明其能按照相应要求来完成这个方法。如果是修改的或内部建立的方法，实验室需要依照其建立的验证过程来验证其效果与表现，并记录所有这些验证过程。

实验室质量管理系统建立后，每个操作过程都需要被监控，从而确保其按照预期并按照质量手册陈述的目标发挥作用。监控过程可用的工具包括：

（1）质量控制项目，反映了组织机构内部程序和方法。

（2）外部评估项目，对过程提供一个外部的评估（如能力验证）。

（3）事件日志，详细列举和描述了过程或产品的不一致性。

（4）统计技术（质控图、帕累托图等），帮助工作人员理解过程表现和分析变化趋势。

（5）质量指标，促使工作人员和管理者审查过程。

（七）信息管理

发热伴出疹症候群监测参与实验室需要有一个信息（计算机）管理系统，保证所获取数据的安全性和数据传输的完整性。信息管理包括对所需信息的评估、满足要求的计划和设计、在实验室中自始至终及时准确地传播信息。

1. 计算机准入和安全性

这个过程应该包括一个审核机制，能够识别查看或修改患者数据、控制文件或计算机程序的任何人。计算机程序应该有足够的保护性措施，防止偶然的或未授权的使用者更改或破坏，防止从其他系统非授权进入而获取数据和信息。

2. 数据的完整性

实验室应该有一个证实数据完整性的过程，在规定的时间内，通过比较报告中及影像显示器上的信息与原始录入的信息，以此发现在数据传输、储存或处理过程中出现的错误。

（八）差错管理

差错管理的目的是捕获和分析不一致事件的信息，从而发现系统错误和去除导致错误的原因。实验室可以通过以下任何一种方法确定以下问题。

（1）质量控制或校准结果不一致。

（2）外部质量评估结果不一致。

（3）试剂或耗材实际情况与物存管理系统中的记录不一致。

（4）内部或外部审查的发现。

（5）管理部门审查。

实验室差错管理过程需要包括以下活动。

（1）记录每一次不一致的事件。

（2）即刻补救措施：发现问题的员工应该采取必要的措施去解决一些能马上解决的问题（补救措施），并在事件报告表中记录已采取的措施。

（3）如有必要，终止目前的检测和报告。

（4）如有必要，取消或鉴定任何不一致的检测结果。

（5）确定进一步要采取的措施。

（6）指定负责解决问题的人员。

（7）确定重新检测的责任。

这些差错和不一致事件需要根据其在工作流程中发生的位置和被检测出来的环节进行分类，从而能计划和采取合适的纠正措施，致力于解决这个问题的根本原因（附表4）。

（九）评估

1. 认证评估

各级参与实验室需要接受评估——以确定是否满足发热伴出疹症候群监测的规则、标准和要求。例如范围、评估时间表、评估过程、能力验证要求、测量方法不确定性的估计等，可以根据不同的标准进行评价。

2. 内部评估——质量指标

内部评估是组织机构自己实施的活动。实验室管理需要确定和监测质量指标，这些指标可以测量实验室工作流程中检测前、检测中和检测后操作过程中的工作表现（附表5）。

各级参与实验室应该每季度按照这些指标进行考评，在这些方面的工作表现需要同外部基准作比较。

3. 内部评估——内部审核

实验室管理需要有一个确定的项目和时间表进行内部审核。审计员通过审查存档的质量管理系统和进行个人观察，评估组织机构质量管理系统的运行情况以验证是否遵从了质量管理系统的要求。为了评价执行情况，审核员需要检查该机构是否规定了它的过程和程序，并同其员工进行充分交流。

4. 外部质量评估/能力验证（external quality assessment proficiency testing，EQA/PT）

各级参与实验室需要参加外部质量评估/能力验证项目或其他外部评估活动，从而为其提供一种外部的方法来验证检测方法的表现。可以实行发放标准样品在实验室间进行比对分析，或以质控样随机进行实际样品的考核。

目前有3种形式的外部质量评估方式：能力验证、复检或复核（样本交换）、现场考核评估。

（1）能力验证。发热伴出疹症候群优势实验室负责制备相关血清、核酸和菌（毒、虫）株盲样考核标本库（PANEL），每年对各级参与实验室进行盲样考核。接受考核的实验室需及时反馈检测结果。

（2）复检或复核。发热伴出疹症候群优势实验室从下级实验室每年共抽检100份临床标本（包含50份阳性标本、50份阴性标本）进行复核。

（3）现场考核评估。基本过程是定期访问实验室来对实验室进行现场评估，可以获得实验室操作真实情景，并可以当场提供帮助，解决发现问题。

发热伴出疹症候群优势实验室拟每半年进行一次现场考核评估，尤其是在项目运行的初期（附表6）。

5. 质量报告

发热伴出疹症候群优势实验室需要定期（每年）报告其在内部和外部评估中的发现和质量控制中所出现的问题，以供审查（附表7）。

（十）改进

实验室应该使用以下来源的一些信息，来确定其工作流程中哪个环节需要进行改进：①员工的反馈；②外部检查和评估；③能力验证结果；④质量指标的表现；⑤差错报告。

无论发生在什么环节，实验室都有责任开始采取行动并参与过程改进。实验室也需要向发热伴出疹症候群优势实验室报告其采取的过程改进活动以及结果。过程改进活动的信息可以作为给管理审查的质量报告的一部分，每年向发热伴出疹症候群优势实验室汇报一次。

（十一）设施和安全

1. 设施

（1）实验室设计、空间分配和准入方式。当在相邻实验室之间有发生交叉污染的可能，或者存在不相容性，则需要有效地将其隔开。例如，核酸扩增检测需要一个不受干扰的安静的工作平台，计算机系统需要在一个温度受控的环境。

（2）储存空间和储存条件。实验室需要提供相关的储存空间和环境条件，来确保以下物品的持续供应：①标本；②保存的微生物菌（毒、虫）株；③试剂；④实验室耗材；⑤设备；⑥记录和文件。

2. 安全

实验室需要在以下的安全项目中培训所有工作人员。

（1）内部和外部紧急事件预案（如火、龙卷风、灾难）。

（2）感染控制（如肺结核暴露，海绵状脑病）。

（3）个人防护设备。

（4）化学卫生。

（5）危险废弃物处理。

（6）生物恐怖预案。

（7）辐射安全。

三、检测前过程的质量控制和质量保证

本方案中的实验室工作流程，指的是参与发热伴出疹症候群监测的各个实验室将流行病学人员或样品采集人员的检测要求转化为实验室信息的检测前、检测中和检测后活动中的一系列过程。

实验室工作流程的过程从实验室范围之外（实验室检测的请求）开始，也在实验室范围之外（根据实验室检测结果确立诊断）结束。这些活动的完整性和正确性影响

着标本质量和整个出报告时间，从而影响实验室检测结果的准确性和价值。同样地，如果这些活动缺乏完整性和正确性，除了可能导致浪费及重复性工作之外，还将导致实验室差错的发生。

从质量保证和质量控制的角度出发，为了使试验数据能够准确地反映实际情况：要求试验数据具有代表性、准确性、精密性、可比性和完整性，这些才能保证分析结果的可靠性。因此，对检测前过程、检测中过程和检测后过程都必须进行质量控制和质量保证。

检测前过程是按照时间顺序，从流行病学人员或样品采集人员的检测要求逐步开始，包括检测要求、采集初始标本和运输至实验室内，在分析检测程序开始之前的一系列过程。检测实验室工作流程中检测前部分的关键过程，包括从要求进行实验室检测（检测申请）时开始，到标本被处理并递送至实验室检测场所的整个过程。

要保证试验数据具有代表性，主要是使采集的样本具有代表性，所采集的样品必须能反映实际情况，分析结果才有效。所以检测前过程的质量控制和质量保证主要的要求是指，在具有代表性的时间、地点，并按规定的采样要求采集有效样品。要确保采集的样品在空间与时间上具有合理性和代表性，符合真实情况，采样过程质量保证最根本的是保证样品真实性。

（一）采样布点

（1）每个实验室至少设置 5 家医院作为症候群病原谱监测的哨点医院。

（2）哨点医院应包括基层社区（一级）医院 1 家，二级或以上的儿童医院 1 家、设有感染科的大型综合性医院不少于 3 家。具体科室根据监测症候群患者的临床表现特点进行设置。

（3）原则上在实验室所在设区的市设置，不要超过省辖区范围。

（二）采样时间

参与发热伴出疹症候群监测的各个实验室对采集标本时间的原则，按照如下的方案进行，每个月按时采集相应比例数量的标本，并应保证完成当月不少于 80% 的任务量。

（三）检测申请单

实验室检测申请单——不论是电子版还是纸质形式——都需要包含识别患者的信息和申请者的信息，以及提供相关的临床信息，例如：①患者识别信息——主要和次要方式。②患者的临床信息，包括性别和出生日期，临床诊断等。③检测的授权申请者和检测结果报告的发送目的地。④所要求的检测内容。⑤标本的来源和类型。

（四）标本采集

1. 标本采集前评估

为确保检测结果的质量，在采集标本之前，需要向患者提供信息和说明，使得他们做好准备，并对患者进行评估，以证实到达了所有的关于准备方面的要求。患者评估也应该包括一些对特定年龄状况的评价，因其可能会影响采集方式。例如，在某婴儿或儿童身上找不到明显的静脉血管时，采集血液标本则有必要改进采集技术等。

2. 标本采集过程

现场采样质量保证作为质量保证的一部分，它与实验室分析和数据管理质量保证一起，共同确保分析数据具有一定的可信度。采样过程的质量保证是保证实验室检测结果准确的前提，基本要求包括：

（1）要切实加强采样技术管理，严格执行样品采集规范和统一的采样方法。

（2）应建立并保证切实贯彻执行有关样品采集管理的规章制度。

（3）对采样人员进行培训，使得采样人员切实掌握和熟练运用采样技术、样品保存、处理和贮运等技术，保证采样质量。

标本采集时需要附加采集说明，包括：

（1）在采集标本时需要确认患者身份，可以使用患者的姓氏或名字和其他的信息，如出生日期或医疗病例号。

（2）对标本正确地进行标记，如有必要，在标签上和/或申请单上标明患者以及采集日期和时间。

（3）记录采集标本的工作人员身份。

（4）正确处理采集标本过程中所使用的材料。

需要对标本采集量进行定期评估，从而确保所采集的标本量不会过剩或不足。

患者身份的识别和采集标本时对标本进行标记，这样可以将患者和标本有效地联系起来。倘若违反这个原则，则可能导致实验室差错，甚至是医疗事故，例如标本被调换或标本的标签错误。

（五）标本运输

依照《人间传染的病原微生物名录》，含有未知病原体的临床标本属于 B 类包装分类，运输时需按照 UN3373 的规定进行运输包装、手续申报等。在运输至实验室之前，应为需要特殊储存条件或处理的标本提供说明。正确和安全的包装、运输或标本从采集地点运送到实验室等也应有说明。应该提供特殊的指南给那些使用物流传输系统在物理装置内运送生物样品的工作人员。

实验室需要核实标本在运送到实验室时是否满足以下条件：①根据不同检测的要求，标本处于合适的时间范围内，要求不少于 80% 的标本在采集后及时送至实验室。②按照采集标本的说明，在指定的温度范围内。③遵照所有适用的安全要求的方式。

（六）标本的接收和处理

由于实验室工作人员用来检测从而产生检测结果，用于患者的诊断和治疗的初始标本是未经处理的材料，因此，首要的任务是快速地接收标本、评价其可接受性、准确获取和适当处理。

实验室在检测前需要提供关于样品和组织的处理及储存的清楚的说明。若实验室常规的接收区域未开放时，这些说明中应指出在哪里、如何储存不同类型的样品。在接收标本时，要进行标本的清点，查看相应的个案登记表格资料，确保标本与相应的个案登记表一一对应，并做好相应的登记工作。

需要提供以下的说明：①评价样品标记和书面记录的完整性和正确性。②根据样品接收或拒绝的标准来评估样品的状态。③当样品不符合接收条件时，与样品来源地进行沟通。④将标本信息录入信息系统（不论是纸质版还是电子版）。⑤处理标本（例如离心、分装、接种培养基）。

需要建立跟踪机制，以确保所有递交给实验室的样品确实已被及时地接收、说明和检测。

所有分装的标本应该是可以追溯原始标本的，而且原始标本应该可以追溯至所采集的个体。当标本不能进行识别时，实验室应该有采取措施的一个过程。当对某一个不可替代的或关键的标本识别不确定时，如脑脊液标本，实验室也应该有采取措施的相应过程。

实验室应该有一个为采集标本的工作人员提供有关标本质量问题的反馈的过程，包括实验室和非实验室标本采集人员和一些处于实验室控制之外的偏远的采集场所。当样本的质量不能达到要求时，实验室应同客户交流关于样本质量的要求和将采取的措施。为了患者的安全应达成一致意见。

四、检测中过程的质量控制和质量保证

对于参与发热伴出疹症候群监测的各个实验室而言，检测的关键过程包括进行检测、核实检测结果的可靠性和解释检测结果等过程。

实验室在接收临床标本后，要及时检测，要求80%的标本要在接收标本后7个工作日给出核酸检测（PCR/RT-PCR）结果。试验中的质量控制过程还包括样品的前处理、试验过程、室内复核、登记及填发报告等。

检测过程质量保证的基本要求如下。

（1）人员的技术能力（培训）。

（2）仪器设备管理与定期维护。

（3）实验室应具备的基础条件：①技术管理与质量管理制度；②技术资料；③实验室环境；④相关仪器；⑤试剂。

（一）检测方法的选择

实验室选择检测方法时，要考虑使用者的需求。考虑经济成本和效益，确定对试验数据的质量要求，从而选择相应的检测方法（核酸检测、免疫学检测、病原分离及其他）。

实验室需要验证其检测过程、使用的仪器、试剂——不论是购买的还是自我生产的——从而减少误差，验证过程需要如实记录。

对检测方法的评估要注意以下5个方面：①权威性；②灵敏性；③特异性；④稳定性，即多次多人重复实验的结果是否一致；⑤实用性和易操作性。

所有参与发热伴出疹症候群监测的实验室开展相应工作前，使用经过评估的、公认的统一的检测方法进行实验室检测。为了确保结果的有效性，实验室的质量控制、测量不确定性、测量系统的校准和追溯性应该满足发热伴出疹症候群监测的质量要求。

（二）标准操作规程（SOP）

参与发热伴出疹症候群监测的各个实验室进行的检测应有文件化的标准操作规程（SOP），即：①基于制造商或方法建立者提供的说明（如说明书、操作手册）；②进行实验操作的实验室工作人员应该理解和遵从；③在相关的工作场所可以获得。

实验室需要有质量控制项目，包括检测方法质量控制的时间进度表、文件化的过程和程序的变化、容许限和纠正措施。

（三）检测过程

检测过程的质量控制包括实验室内质量控制和实验室间质量控制。

实验室内质量控制包括实验室内自控和他控，保证分析结果的精密度和准确度在给定的置信水平内，达到规定的质量要求。

（1）核对采样单、容器编号、包装情况、保存条件和有效期等，符合要求的样品方可开展分析。

（2）实验室空白对照：消除空白值偏高的因素。

（3）精密度控制：平行双样（20%的阳性标本、10%的阴性标本）。

（4）准确度控制：采用标准物质或质控样品作为控制手段（能力验证）。质控样品的分析结果应控制在90%～110%范围，标准物质分析结果应控制在95%～105%范围。

（四）检测结果审查

只有经授权的工作人员才可以对检测结果进行审查。在数据录入或转入计算机信息系统之前，对自动和手工的检测结果都需要有审查的说明。自动分析仪器的"自动验证"功能可以加快检测结果的录入，但在使用之前需要进行确认。在公布检测结果之前，应有控制结果验证的程序，当结果控制超过容许限度时，那么就需要有采取措施的说明。

（五）结果解释

实验室应该记录如下内容。

（1）评价定性检测结果的客观标准。

（2）解释数据的比较（如参考范围、警戒值）。

（3）解释检测结果所必需的其他相关信息或解释性信息。

五、检测后过程的质量控制和质量保证

检测后过程即检测之后的过程，包括对检测结果进行系统性的审查、按照要求进行格式化和解释、报告，以及实验室检测标本的储存等一系列过程。工作流程中检测后的关键过程包括结果报告、结果存档和标本材料的保存等相关的工作，主要是数据处理质量保证，最关键的是检测数据的标准化、统一和共享。

（1）按分析数据处理的基本要求进行，慎重异常值取舍，数据审核制度。

（2）设计统一的信息管理系统对信息进行集中保存和管理。

（一）最终报告

最终报告应具备统一格式（如它的内容，纸版和电子版），使用标准化的描述性术语。实验室需要有确保最终报告是清晰的、可解释的及在抄写过程中没有错误的过程。这个报告需要至少包括：

（1）所有必需的要素。①患者的名字、唯一的标识、地址；②标本采集日期（必要时加上时间）；③申请检测的人员的唯一的标识；④确定申请的检测；⑤实验室接收日期和时间；⑥检测结果及参考范围（如有必要）；⑦结果解释（如有必要）；⑧其他的评论（例如标本量是否足够）。

（2）进行检测实验室（包括参比实验室）的名字和地址。

（3）所有都要求签字，可以是电子版形式。

另外，对检测结果和报告的准确抄写和传输进行验证，以及将报告函括在患者医疗记录中也是必要的。

1. 出报告时间

实验室需要规定每个检测活动预期的出报告时间。这个时间就是从申请实验室检测活动直至检测结果录入实验记录中的时间间隔。通常，这个时间为从样品采集或实验室工作人员接收标本直至报告检测结果的时间间隔。

2. 校正报告

实验室需要建立一种校正实验室报告中错误结果的机制，识别需要修订的错误结果，并在患者记录中同时保留原始的和校正报告。校正报告的程序包括电子版和纸版报告的说明。关于如何协调细胞学和组织学结果不一致性，以及如何协调初始报告和最终报告的不一致性，需要有清楚的说明。

（二）标本［样本和菌（毒、虫）株］管理

1. 标本储存

实验室应在能保证标本稳定性的条件下储存检测后的标本，从而确保结果报告之后仍能够在必要时进行重复检测，且进行另外的检测。

实验室应规定能够进行重复检测的时间期限。

2. 标本索引

标本的储存过程应便于获取。无论是短期和长期储存，以及现场内和现场外储存，实验室应该建立一个检索标本的程序。

对于原始标本的接收、借出和发送，实验室应该建立相应的过程和文件化的程序。

（张　勇）

附表 1　发热伴出疹症候群实验检测结果汇总

标本 LAB-ID（实验室编号）	血清学 IgM									病原体分离										核酸检测								
	MV	RV	B19	VZV	DV	EB	HHV-6	伯氏疏螺旋体	立克次体	MV	RV	EV	VZV	DV	A组链球菌	ST	PT	伯氏疏螺旋体	立克次体	MV	RV	EV	VZV	DV	EB	HHV-6	伯氏疏螺旋体	立克次体

附表 2 病毒学检测原始记录

病例条码编号				姓名或序号			

检测方法及结果（阳性以"＋"表示，阴性以"－"表示，未检测以"O"表示，无标本以"X"表示）

检测方法	病毒分类	咽拭子	血液	粪便	疱疹液	脓液	其他样本
血清学检测	麻疹病毒						
	风疹病毒						
	人类小 DNA 病毒 B19						
	水痘－带状疱疹病毒						
	登革病毒						
	EB 病毒						
	人类疱疹病毒 6 型						
核酸鉴定（PCR）	麻疹病毒						
	风疹病毒						
	肠道病毒						
	人类小 DNA 病毒 B19						
	水痘－带状疱疹病毒						
	登革病毒						
	EB 病毒						
	人类疱疹病毒 6 型						
病毒培养	麻疹病毒						
	风疹病毒						
	肠道病毒						
	水痘－带状疱疹病毒						
	登革病毒						
	其他病毒						

检测结论：　　　　　　　填表人：　　　　　　　填表时间：

附表3 培训项目

组成部分	内容
质量管理系统培训	道德准则 实验室的质量管理系统 实验室质量保证项目 实验室质量控制项目 员工在上述每个项目中所期望的任务包括: • 接受培训 • 保持能力 • 遵守书面的程序 • 报告结果不一致性 • 收集质量指标的数据并监测 • 参加质量改进小组
实验室安全培训	实验室的一般安全 • 防火准备 • 防灾准备 • 事故报告系统 实验室生物安全 • 感染控制（处理经血传播的病原体） • 危险废弃物的处理 • 个人保护设备 • 化学卫生计划（chemical hygiene plan，CHP） • 辐射安全 • 反生物恐怖准备
计算机信息系统培训	实验室的计算机系统（如实验室信息系统） 办公室服务系统（时间进度表、E-mail、文字处理、表格程序等）
实验室工作任务的培训	工作过程和相关的程序

附表 4　差错日志示例

差错编号	报告人	差错类型	涉及的操作过程	差错根源	纠正措施完成的日期	证实的纠正性措施（是或否）	完成日期

文件编号/版本号：　　　　　　　　　实验室名称/地址：

有效日期：　　　　　　　　　　　　　　　　　　　第 1 页/共 1 页

附表 5　工作流程中实验室质量指标

确定下列情况的出现率、根源和原因：

患者评估

- 未申明的申请检测的原因
- 不合适的申请检测的原因

检测申请

- 缺失的、要求的或关键信息的申请

标本采集

- 无当前标本采集说明
- 标本采集时未确认患者身份
- 在错误的的时间采集标本

标本运输

- 接收的标本未特别的处理或未按照要求储存
- 标本运输延误

标本接收/处理

- 接收标本时未附带正确的伴随文件
- 不能接收标本的问题

检测和审查

- 检测结果超过出报告时间至

实验室解释

- 检测不一致

结果报告

- 未报告或记录警戒值的事件
- 报告完整性/正确性
- 报告延迟
- 由于报告错误纠正报告
- 初始和最终报告间的不一致性

检测后标本的管理

- 保存的材料和标本不能被恢复

实验室信息系统

- 违背安全性
- 非预定地停工
- 不能恢复存档的检测结果和信息

临床解释和应用

- 报告警戒值之后采取不正确的措施

安全

- 实验室工作人员针刺伤

附表6　现场考核评估

在进行资格评估前通知实验室，并提供此表格的副本以帮助收集信息。

考核评估日期：		
实验室：		
地址：		
电话：	传真：	E-mail：
实验室主管：		
技术主管：		
质量管理员：		
评估者：		

一、评估总结

认证建议：

□ 合格：实验室符合所有的考核标准。

□ 暂时合格：实验室通过了这次的职能考核，但现场考核部分有≥1项或多项未达到标准。

□ 不合格：实验室未通过这次的职能考核。

评估要求：

1.	每月采集≥80%以上的当月标本应采集数量：
2.	≥80%的临床标本在3个工作日内送达检测实验室：
3.	实验室接收标本后，≥80%在10个工作日内报告核酸检测结果：
4.	得到实验结果后，≥90%在3个工作日内录入信息系统：
5.	血清检测、核酸检测准确率≥90%：
6.	每6个月进行≥1次内部质量审查：
7.	最近一次的能力验证结果≥80%：
8.	年度症候群病例病原体核酸阳性检出率：
9.	年度现场评估成绩≥80%：

总结、问题与建议：

二、实验室基本情况

工作人员

负责重大专项参与实验室检测工作的人员数量。请认真填写表格，实验室工作经历、与重大专项参与实验室相关的工作所占用的时间。

工作人员姓名	职务、职责	专职/兼职	从事重大专项实验室检测工作时间所占比例/%	从事实验室工作的时间

评论和建议：

实验室空间（如有可能请提供实验室布局草图）：

可利用总空间/m²：

房间数量：

评论和建议：

三、实验室操作规程与工作技能

1. 空间（4%）	分数
（1）　仪器设备可有效存放	
（2）　空间构造有利于实验操作	
（3）　房间保持洁净、整齐	

评论和建议：

2. 工作人员（4%）	分数
（1）　工作人员有效分配工作	
（2）　能够承担工作量的已受训工作人员数量	

评语：

3. 管理（4%）	分数
（1）　管理与职责是否明确	
（2）　管理人员严格复核检测结果	

评论和建议：

4. 生物安全与菌（毒、虫）株的保存（8%）		分数
(1)	工作人员应接受生物安全的培训	
(2)	每位工作人员是否有生物安全规范材料	
(3)	必须强调生物安全规范操作，主要包括以下各项	
1)	洗手	
2)	是否有电动：移液器	
3)	常规使用手套与白大衣	
4)	在实验室不能吃东西、吸烟、饮料与食物的贮藏	
5)	在所有污染物或临床废弃物处理前进行消毒	
6)	消毒实验室工作台	
(4)	生物安全柜与洁净工作台应分别处理潜在感染与干净物质	
(5)	生物安全柜应按要求维持，包括更换过滤器与资料的记录	
(6)	所有保存的菌（毒、虫）株分离株与相应的临床标本应有书面的清单	
(7)	所有保存的菌（毒、虫）株分离株与相应的临床标本应贮存于 -20 ℃的封闭的冰柜、冰箱内或限制进入的实验室内	

评语：

5. 仪器设备（4%）		分数
(1)	仪器设备运转良好	
(2)	仪器设备按计划定期维护和维修	
(3)	仪器设备摆放合理	
(4)	每日记录孵箱、冰箱与冰柜温度	

评语：

6. 购买和物存管理（4%）	分数
（1） 实验室消耗品有充足的备货	
（2） 有足够时间进行实验室耗材的购买和补充	

评语：

7. 数据管理（4%）	分数
（1） 实验室标本有唯一编号	
（2） 专人管理数据库	
（3） 实验原始记录保存完整	
（4） 标本背景资料完整	
（5） 原始标本保存时限及依据	
（6） 结果报告有专人复核	

评语：

附表 7 质量报告

质量系统要素的质量报告

实验室名称: _____

报告日期: _____

审查签字/日期: _____

- 用下面列出的大纲，总结自己工作单位的质量数据
- 可行时，在这个文件中输入图表、表格或图形

组织

工作人员变更
- 新加盟的健康员工的数量
- 新的质量监督员/助理质量监督员的数量
- 新补充员工的数量
- 调入本实验室的员工的数量
- 调出本实验室的员工的数量

工作人员

新员工的指导
- 本季度参加人力资源培训的员工
- 本季度参加本部门培训的员工

培训
- 本季度完成的新员工培训的数量
- 本季度对新的或修订的程序进行的培训

能力评估
- 进行的能力评估

绩效评估
- 进行的绩效评估

购买和存货清单

供应商资格
- 不接收或延迟接收已经破损的试剂和消耗品

供应商或产品的变更

过程控制

执行新的检测:

显著的过程改变:

进行方法确认:

检测延迟:

质量控制失败/运行失败:

续附表 7

质量系统要素的质量报告（续）

差错管理

　　报告事件的总结

　　顾客（项目办）投诉

评价

　　质量指标（图表）

　　能力验证

　　内部审计

　　外部评估/审计

过程改进

　　过程改进活动

文件和记录

　　新的或修订的文件

　　记录审查时的发现

设备

　　新仪器确认

　　废弃的仪器

　　主要的维修/维护问题

设施和安全

　　员工/患者事故

　　安全审计

　　其他安全问题